臨床倫理の考え方と実践

医療・ケアチームのための事例検討法

清水哲郎／会田薫子／田代志門［編］

東京大学出版会

Theory and Practice of Clinical Ethics
Conference Method for Medical and Care Team
Tetsuro SHIMIZU, Kaoruko AITA and Shimon TASHIRO, Editors
University of Tokyo Press, 2022
ISBN 978-4-13-062423-7

はしがき

　本書は書名が示す通り「臨床倫理の考え方と実践」をテーマにしています．臨床倫理とは，その名の通り，医療・ケア従事者が患者本人やその家族等と一緒に医療・ケアを進めていく臨床のプロセスで起きる様々な問題に対応しつつ，「どのようにすべきか／どうしたらよいだろうか」と考える営みに他なりません．様々な問題のほとんどは医療・ケアに関して何かを選ぶという意思決定プロセスに関わっており，また，そのプロセスで自分たち医療・ケア従事者は本人・家族にどのように対応していくかという選択に関わるものです．

　臨床現場では，「どのような治療方針にするか」，「退院後どこで療養ないし生活を続けていくか」といったことをはじめとして，「遠くに住んでいる患者の長男が，現在の治療に否定的なようだ」というようなことまで，対応を考えるべき課題が次々と起きるでしょう．それに対して，その患者を担当する医療・ケア従事者たちは，本人・家族とどのようにコミュニケーションを進め，何を目指すかについて，チームとして方針を決め，個々のメンバーはその方針に沿って自らの分担を果たすでしょう．このように，本人・家族との合意を目指しつつ，医療・ケアチームとして個々のケース（事例）ごとに検討することが，臨床倫理の営みとなります．本書のサブタイトルが「医療・ケアチームのための事例検討法」であることも，以上のことからお分かりいただけるでしょう．本書は，真に倫理的な対応のために，こうした検討のベースとなる理に適っていてかつ分かり易い考え方と実際に有効な検討の進め方を提供することを目指して作ったものです．

　臨床倫理について考え始めて以来，本書を上梓するに至るまで 30 余年の年月がかかりました．一貫して研究者と臨床現場の医療・ケア従事者との共同作業でした．ここに簡単に振り返ってみますと，きっかけは本書編者の一人清水が，1986 年春以来，東札幌病院と患者の家族として関係するようになったことでした．当時清水は北海道大学に勤め，哲学・倫理学の研究・教育に携わっていました．東札幌病院は石谷邦彦院長，石垣靖子副院長・看護部長のリーダーシップにより，患者にやさしい医療を志して院内の倫理セミナーを定期的に行うなど，医学的のみならず患者・家族との応対をはじめとする倫理面についても将来あるべき姿を先取りして実践することに積極的でした．そのようなところで清水は 1987 年 11 月以来，倫理セミナーのレギュラー講師になり，臨床現場の課題に直接触れ，哲学・倫理学の学問的訓練を受けた者としてその課題に対応するトライアルの機会を得たのでした．これが臨床現場の医療・ケア従事者と哲学・倫理学研究者の共同作業「医療現場に臨む哲学」の端緒でした．テーマは，医療の意義（人生をよりよくする可能性を拓く），意思決定プロセス（医療は医療者と患者の共同作業であり，共同で方針を決めるこ

とが核となる），QOL（本人の満足度は選択の幅の広がりに対応），緩和ケアの倫理（QOL を高く保つことを目指し，余命の長短は基準にしない），真実を語ること，がん末期の輸液や鎮静をめぐる倫理，等々．また，個別の事例への対応が課題として提示されることもありました．

　90 年代初頭には，すでに本書の核にある理解である「生命に対する人生の優位」および「情報共有―合意モデル」，それから「人間尊重・与益・社会的適切さ」という臨床の 3 倫理原則の骨子はできていました．ことに後二者については，米国から輸入されつつあった「医師は説明するが，決めるのは患者本人」という自律尊重に偏った思想に反撥しつつ，日本における人間関係の文化にあった理論を創りだしたという自負がありました．それを国際的に説明しようとする過程で，これがすでに英米の一部にある「共同意思決定プロセス」（shared decision-making）と親和性があると気付きましたが，米国において支配的なのは自律尊重優位の思想だと理解していましたので，それに対峙して私たちが志向する本人―医療・ケア従事者の人間関係を提唱したのです．これらが，その後，臨床倫理セミナー等の座学で臨床倫理の「入門編」とか「ベーシック／エッセンシャルズ」として話される内容の基礎になったのです．

　1990 年頃は抗がん剤の評価について従来の「腫瘍の縮小効果，延命効果」に加えて「QOL」も基準にしようとする研究が始まったところでした．他方で，死が近づいた時期の対応から始まった緩和ケアは，全人的な視点で QOL を目標にして活動を始めていました．これらを包含し得る QOL の理論が必要でした．そうした医療側のニーズに応え，臨床倫理の考え方をベースに緩和ケアの諸テーマ，また ALS 患者の QOL および意思決定に関わる臨床現場への提言をするようになりました．

　やがて，清水が東北大学に配置換えになったこともあり（1993 年），共同する医療・ケア従事者も広がり，東札幌病院の倫理セミナーに加えて，東北大学で行う研究会に近隣の医師や看護師が一般市民と共に参加し，上に挙げたようなテーマの議論および事例検討をするようになりました．

　とはいえ，個々の事例への対応については，当初は特に「検討法」を考えてはいませんでした．事例検討の際にも倫理原則をはじめとして上述の諸テーマについての考え方をベースにするようなやり方でしたが，振り返ると個々の事例の理解としてはベテラン医療者の優れた直観に頼るところが多かったのです．やがて，90 年代終わり近くにジョンセン等の「4 分割法」が臨床で使われているのに出会い，その根底にある考え方は私たちの臨床倫理とは異なると感じました．同時に，私たちの理論に相応した「事例検討法」を開発することで，臨床の従事者は臨床倫理の考え方を実践に活かせるようになると気付いたのでした．そこで 99 年春から 2000 年 3 月までの短時間に現在のフォーマットの原型になる「臨床倫理検討シート」を作成しました．99 年夏〜秋には東北大学の研究会で複数の医師や看護師が具体的事例について検討シートを使った検討をしており，その成果は 2000 年 3 月刊行の『臨床倫理学』第 1 号（発行者は「臨床倫理検討システム開発プロジェクト」）

に使用法と共に掲載されています．現在の「臨床倫理プロジェクト」は遡ればこの発行者名の略称なのです．シートのフォーマットおよび使用法は，ここから3年ほどの間に初期の改訂を何度か行っています．

このころ，本書の編者の一人田代志門が学部生―大学院生―PD研究員として清水の授業やプロジェクトの活動に参加するようになりました．やがて，臨床倫理に加えて臨床の研究倫理をも研究テーマにするようになり，地域の在宅医療の臨床にも馴染み，やがて東京大学大学院医学系研究科の医療倫理学分野や国立がん研究センターの生命倫理部門等を経て，臨床倫理および研究倫理の領域を中心に活動してきています．

さて，2003年頃から，各地で臨床倫理セミナーを始めました．プログラムは，前半で臨床倫理の考え方（入門編）と事例検討の進め方との講義を行った上で，後半に提供された事例について検討するというもので，この構成は当初から現在に至るまで変わっていません．事例もできるだけ現地の参加者に出していただくようにしました．当初は現地の病院等に呼ばれたこともありましたが，大半は当方の研究費で会場費等も賄うやり方でした．

2007年に臨床倫理プロジェクトが東北大学文学研究科から東京大学人文社会系研究科の上廣死生学・応用倫理講座に移ったころから倫理セミナー等がだんだん知られるようになり，招へいされる場合も増え，各地にできたグループが企画して行う形式のものが年に10–12回で，延べ2500人を超える程度にまで増えました．

もう一人の本書編者会田薫子は，2008年に死生学・応用倫理センターの前身組織の研究員となってプロジェクトに参画するようになりました．死が近い患者の人工呼吸器および人工的水分・栄養補給をめぐる聞き取り調査をベースに展開した実証研究の知見がプロジェクトの考え方と調和していましたので，臨床倫理セミナーでこうしたテーマで話すようになり，臨床倫理の入門編や事例検討法も担当して，セミナーにおける説明やさらには事例検討法そのものを分かり易くする改訂に大きく貢献しました．臨床倫理プロジェクトの考え方を高齢者医療・ケアに関する学会等の臨床倫理に関わる方針策定や意思決定支援のツール開発にも活かしています．

事例検討法の研究開発としては，臨床倫理セミナー等において実際にグループワークにより事例検討を行った結果を見て，検討シートの改訂を考えるというサイクルができました．2009–16年には，臨床倫理の考え方（ベーシックまたは入門編）と検討シートによる検討の進め方をコンパクトにまとめたセミナー用の冊子『臨床倫理エッセンシャルズ』をこうした改訂を反映させて数回刊行しています．

さて，事例検討については臨床現場のカンファレンスで行う場合には，何らかの結論がでないとチームとして動く方向が定まりません．しかし，これまでの検討シートの様式では事例の理解は深まるのですが，「では，これからこのように動こう」という結果が出ないで終わることが多かったのです．そこで検討を重ねた結果2018年夏に大きな改訂を行いました．本書に収めているのはその改訂に基づく検討シートの様式とカンファレンスの進め方ですが，使った結果を見ている限りでは今のところこれでほぼ完成かな，という感

触を得ています.

2017 年春, 清水が東京大学を退いた際に, 会田が後任の特任教授となって, 同大における臨床倫理プロジェクトの活動を引き継ぎ, 早川正祐氏らと協働して高齢者の人生の最終段階における意思決定支援を主たるテーマに, シンポジウム等により社会的提言を重ねています. 清水は岩手保健医療大学にて臨床倫理プロジェクトの活動を続け, 「ポスト健康寿命期」をキーワードに「臨床に臨む哲学」を実践しています. 田代は 2020 年に東北大学社会学に戻り, 臨床および研究倫理, さらには患者の経験の語りへの社会学的アプローチをも視野に研究活動をしています.

各地の臨床倫理に関わるグループも COVID-19 拡大の影響下で厳しい状況ですが, オンラインによる倫理セミナーが始まっており, これから広がりそうです. プロジェクトとしてもインターネットによる臨床倫理の研究と普及活動を強化したいと考えています.
本書は以上のような歴史を経て現在到達しているところの全体像を提示しようとするものです.

本書の内容について簡単に説明しますと, 「I 概説編」, 「II 実践編」, 「III アドバンスト編」の 3 部から成っています. 概説編では, 臨床倫理セミナーのプログラムの定番として, 「臨床倫理の考え方」等のタイトルで行われる概説と「事例検討の進め方」をおきました.

続いて, 実践編では, 実際に行われる事例検討を念頭において, 臨床倫理プロジェクトの考え方に賛同し, 協力してくださっている医療・ケア従事者の皆様に, その専門分野の事例から特徴的なタイプの課題を示しているものを取り上げて, 事例検討をベースに対応の実際を提示していただきました.

最後に, アドバンスト編では, 概説編を踏まえ, それをさらに深く探求した各論を, 本プロジェクトの古参・新人を交えた研究者メンバーが展開します. 「意思尊重」, 「ケアの倫理」, 「ACP」, 「欧州発のジレンマ・メソッド」, 「病院組織における倫理サポート体制」, 「事例検討グループワークのファシリテーション」, 「臨床倫理の文化を現場に定着させる」等, テーマも広がっています. ちなみに, 「アドバンスト編」という語は, 倫理セミナーの座学部分には初心者向けの「ベーシック・コース」に加えてリピーター向けの「アドバンスト・コース」があることに因んでのことです.

以上, 3 部構成の最後に, 石垣靖子さんと編者清水の対談をおきました. 臨床倫理プロジェクトの歴史の始まりから私たちを見守り, ご一緒に活動し, 盛り立ててくださった, 生みの親にして育ての親に登場していただき, これまでの歩みを振り返った次第です.

最後に, 本書制作のプロセスにおける 3 人の編者の役割を記しておきます. 会田さんが何につけても原案を作り, 田代と清水はそれに応えることで合意形成をしながら進めてきました. いわば老・中・若の 3 世代の代表の合議で, 真ん中にいる会田さんがいろいろお

骨折りくださり，完成させることができました.

　読者の皆様には，本書を実際に臨床現場における臨床倫理の実践に役立ててくださいましたら，編者としては本望です．倫理的姿勢をとりつつ個々の状況に即して考える臨床倫理の営みが臨床現場に浸透することを願いつつ，本書を上梓させていただきます.

2022年1月　編者を代表して　清水　哲郎

目 次

はしがき　i

本書における用語の統一について　xi

I　概 説 編

1　臨床倫理の基礎─────────────────会田薫子　2

　　1　倫理と倫理原則　2／2　意思決定のプロセス：共同意思決定の
　　意義　6

2　臨床倫理事例検討の進め方───────────清水哲郎　13

　　はじめに　13／1　事例検討を進める姿勢：支援するツール　13／
　　2　事例提示シート　15／3　カンファレンス用ワークシート
　　18／4　益と害のアセスメント・シート　26／おわりに　28

II　実 践 編

0　モデル事例を使った検討の実際例（清水哲郎）　30

1　医師が推奨できない治療を患者・家族が望むとき　39

　　① 医師が提案する医学的に最善の選択肢に対して患者・家族が同意しないと
　　き（進藤喜予）　39
　　② 本人（成人）が適応外治療を望むとき：がん治療（清水千佳子）　42
　　③ 家族が過剰な治療を望むとき：高齢患者の場合（吉田　良）　45

2　患者・家族が生存期間の延長を望まないとき・拒否するとき　48

　　① 本人（成人）が望まないとき：透析療法（安部　樹・石橋由孝）　48
　　② 高齢患者の意思が不明ななか，家族が患者の治療を拒否するとき（山﨑宏
　　人）　51
　　③ 親・家族が小児の治療を望まないとき（笹月桃子）　53

3　意向／価値観等が対立するとき　56

① 医師が提案する医学的に最善の選択肢に対して患者が同意しないとき（畠山　元）56

② 患者と病棟看護師の間（高屋敷麻理子）59

③ 医療機関：医師と看護師の間　身体抑制について（小藤幹恵）62

4　家族への対応に苦慮するとき　65

① 医師が提案する医学的に最善の選択肢に対して患者の家族が同意しないとき（会田薫子）65

② 医学的に回復の見込みがない病状を家族に説明するとき（急性期疾患）：小児患者の場合（荒木　尚）67

5　介護問題が意思決定を困難にするとき　70

① 介護か自分の治療か家族介護者が悩むとき（二井谷友公）70
② 在宅療養をめぐって患者と家族の間で意向が合わないとき（岩城隆二）73

6　本人が言語化した意思が真意とは異なると思われるとき　76

① ALS患者の療法選択に関わる意思決定支援（丸木雄一）76

7　患者が意思決定能力をもたないとき　80

① 意思決定能力の低下した認知症を有する高齢者における，本人の最善の利益に照らした生命維持治療としての輸液選択（西川満則）80

8　家族がいないとき　82

① 身寄りのない人の人生の最終段階における意思決定支援（石井　健）82

III　アドバンスト編

1　本人の意思を尊重するということ——————日笠晴香　86
「自律」・「自己決定」再考

　　1　本人の意思の尊重と「自律」・「自己決定」86／2　価値に照らした判断の能力としての自律の理解　87／3　価値に照らした判断をかならずしも必要としない自律の理解　89／4　価値とは矛盾する場合の自律の理解　89／5　自律を尊重して本人の意思を尊重するということ　90

2　臨床におけるケアの倫理——————————早川正祐　92
「混沌の語り」から考える

はじめに 92／1 混沌の語りが宿す「存在肯定」の力 93／2 「先生」でもある混沌の語り手 96／3 医療・ケアを担う人々へのケア 99

3 臨床の倫理原則における《尊厳》の位置————清水哲郎 101

はじめに 101／1 尊厳＝dignityの3つの意味 101／2 尊厳＝尊重に価するという価値と人間尊重原則 102／3 尊厳＝自らに価値があるという感じと与益原則 103／おわりに 104

4 厚生労働省「人生の最終段階ガイドライン」と《情報共有—合意モデル》————————————清水哲郎 105

1 関係者の合意形成を目指す 105／2 合意を目指す話し合いの中身＝意思決定支援の進め方 107／3 「家族等」の範囲と役割 108／おわりに：合意と本人の意思決定との関係 108

5 高齢者のためのACP————————————会田薫子 110
frailtyの知見を活かす

1 長寿時代の臨床倫理 110／2 frailty：老化の科学を臨床に活かす 110／3 2つの研究潮流 111／4 医療行為が益ではなく害になる 111／5 frailtyの評価を組み込んだACPの実施へ 116／6 暦年齢ではなくfrailtyの程度で判断を 117

6 患者の意向を尊重したACPの進め方————————江口恵子 119
進行再発乳がん患者への取り組みから

はじめに：基本的な考え方 119／1 質問紙を活用した取組み：ACP導入の工夫 120／2 話し合いを継続し，患者の人生に寄り添い続けるための取組み 125／おわりに：伴走者として大切にしたいこと 127

7 MCDの知見を用いる事例検討法————————田代志門 128

1 情報整理から対話のプロセスへ 128／2 ジレンマ・メソッドとは 128／3 10のステップ 129／4 ジレンマ・メソッドに学ぶ 131／5 事例検討法を豊かに 133

8 病院組織における倫理サポート体制————————田代志門 135

1 組織と倫理 135／2 倫理サポート体制とは 135／3 倫理サポート体制に事例検討を組み込む 138／4 サポート体制以前の問題 140

9 臨床倫理の検討を深めるためのファシリテーション─田村里子　142

　はじめに　142／1　ファシリテーション　142／2　グループワークによって臨床倫理検討をおこなう意味　143／3　グループワークの鍵となるグループダイナミックス　143／4　ファシリテーターの役割　144／5　臨床倫理検討のファシリテーションの実際　144／おわりに　147

10 臨床倫理の文化を現場に定着させるために────霜田　求　148

　はじめに　148／1　臨床倫理の文化を形づくるもの　148／2　臨床倫理の文化を定着させる上での課題と対応策　150／おわりに　153

対談 臨床倫理の過去・現在・未来────石垣靖子×清水哲郎　155

　二人の出会いと臨床倫理の萌芽期　155／臨床倫理の独自の方法論の開発　156／「臨床倫理ネットワーク日本」への展開　157／これからの臨床倫理で大切なこと　159

あとがき　161

執筆者一覧　163

本書における用語の統一について

　現在，日本の医療現場で使用されている用語には，少数ですが不適切なものや，従来の用語から新しい用語に代る過渡期にあるものがあります．これらについて本書は著者の了解を得て用語を統一して使うようにしましたので，その方針をここに説明します．

「人生の最終段階における医療・ケア」，「エンドオブライフ・ケア」，「末期」

　本書では「終末期医療／終末期ケア」という用語を使用せず，「人生の最終段階における医療」または「人生の最終段階における医療・ケア」という用語を使用しています．また，これを「エンドオブライフ・ケア（end-of-life care：EOL ケア）」と同義として扱っています．

　これは国際的にも "terminal care" から "end-of-life care" へと概念・用語が変わってきていることを適切なことと考えたためです．加えて厚生労働省が，医学的に判断される「終末期」という用語に代えて，最期まで尊厳を尊重した人間の生き方に着目した医療・ケアという意味で「人生の最終段階における医療・ケア」という用語を使うようになりましたが，これを「エンドオブライフ・ケア」に相応しい用語であると判断しました．

　なお，医学的な見地から「疾患の末期」を指す場合には，現在，「終末期」と「末期」という用語が使用されており，どちらが間違いということはないのですが，本書では「末期」に統一しました．

「治療の終了」，「治療の中止」

　本書では，適切な意思決定プロセスを経て，何らかの治療が本人にとって不要となったと判断された場合にその治療を終えることについて「治療の終了」という用語を使っています．

　このことは英語圏では，"withdrawal of treatment" や "withdrawal of care" が使われています．これについて，日本では「治療の中止」が一般に用いられてきましたが，「中止」は「中途でやめること，また，予定していたことがらを前もって取りやめること，または，一旦とりやめること」を意味しています．

　つまり，適切な意思決定プロセスを経て判断された後に治療をやめることは「中止」ではないので，「治療の中止」ではなく「治療の終了」という用語に統一しました．

　「治療の中止」は「治療の終了」とは異なる状況を指す用語と理解します．

「インフォームド・コンセント（informed consent：IC）」

　元来，医師が本人・家族側に医療行為の医学的な意味とメリット（益）とデメリット（害やリスク）等を説明し，本人がその説明をよく理解したうえで，その医療行為の実施

について医師に与える同意・承諾をインフォームド・コンセント（IC）といいます.

　共同意思決定（shared decision-making: SDM）においては，本人・家族側と医療・ケアチーム側は本人の生活と人生の視点で最善の選択を目指し，共に意思決定プロセスをたどることによって合意を形成します. その合意が本人にとってはインフォームド・コンセントの内容になります.

　なお，日本の臨床現場において，「インフォームド・コンセント（IC）」という用語は医師が本人・家族側に対して行う「説明」の意味で使用されることが多いですが，間違いですので，本書ではこのような使い方はしないことにしています.

「身体拘束」,「身体抑制」

　「身体拘束」と「身体抑制」は，現在，特に区別なく使われている場合もあります. これについて日本における基本的な文書として，厚生労働省身体拘束ゼロ作戦推進会議による「身体拘束ゼロへの手引き　高齢者ケアに関わるすべての人に」（2001）が広く使われるようになっており，この限りでは，用語は「身体拘束」に統一することが適切だと考えます.

　ただし，この場合「身体拘束」は，安全確保のため，ひもや抑制帯，ミトンなどの道具を用いて身体の動きを制限したり，それらをベッド柵等に縛ったりして，本人が自由に動けないようにすることを指しています. また，向精神薬を投与して本人が動かないようにする方法も含まれます.

　さらに，身体の動きを制限するものとして，離床センサーや監視カメラもあります. これらは遠隔で本人を監視し，身体の動きをベッド上や病室内に制限する方法です. この方法を併せて「身体抑制」と呼んで，これらをしない方向を目指す動きもあります（日本看護協会等）. このような事情により，本書では，「身体抑制」を「身体拘束および離床センサーや監視カメラ等による行動の抑制」を包括する用語として使うこととします.

I

概　説　編

1
臨床倫理の基礎

会田薫子

1──倫理と倫理原則

(1) 倫理とは

　医療とケアに関わる領域において，倫理的な問題への取り組みはますます重要になってきています．その一方，「倫理とは何か」という問いの入り口でわからなさを抱えている現場スタッフは少なくありません．そこで本章では，まず，倫理とは何かについて述べます．

　倫理は社会規範です．社会規範とは，社会のなかで，その成員である私たち一人ひとりが相互に期待している言動や態度の基本のあり方およびその判断基準となっている考え方のことです．

　身近な例としては，「他人の気持ちを傷つけてはいけません」，「困ったときはお互いに助け合いましょう」，「割り込みしないようにしましょう」などがあります．こうしたことも含め，社会のなかで皆で調和を保って生きていくために，私たちは他者と共有する日常のあらゆる場面において，倫理的な姿勢をもつことが期待されています[註1]．

　その意味で倫理は道徳と共通するところが多いのですが，道徳が心の持ちように重点を置く一方，倫理は「どうあるべきか」について「なぜそうなのか」も問います．世界で最も権威ある英語辞書 Oxford English Dictionary の ethics（倫理）の項目には，倫理について「道徳の科学」という説明もあります．

(2) 医療とケアの現場における倫理とは

　では，臨床現場における倫理的姿勢にはどのようなものがあるでしょうか？　例えば，「患者さんの意思を尊重しましょう」，「患者さんの QOL を高くしましょう」，「患者さんの苦痛を少なくしましょう」，「患者さんがより長く生きることができるように治療しましょう」，「患者さんの気持ちを理解しましょう」，「ご家族にも理解してもらいましょう」，「どの患者さんにも公平に接しましょう」などは，すべての医療・ケア従事者に共通する倫理的姿勢といえます．このほかにもたくさんの倫理的姿勢があります．

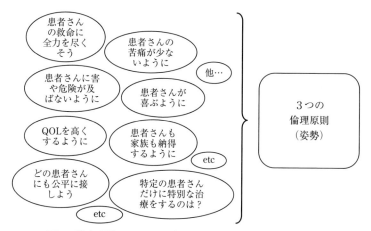

図1 臨床現場における医療・ケア従事者の姿勢と倫理原則

出所：会田薫子「臨床倫理 入門編」，「臨床倫理セミナー in 大阪」資料，2011年7月3日.

表1 臨床倫理の原則

ビーチャム＆チルドレスの4原則	清水の3原則
respect for autonomy（自律尊重）	人間尊重
beneficence（与益）	与　益
non-maleficence（無危害）	
justice（正義・資源配分の公正さ）	社会的適切さ

＊「与益」原則：“beneficence” の和訳として「善行」が主流となっていますが，本書では「与益」を用います．“beneficence” の意味は “to benefit others”「他者に益を与えること」であり，用語説明として，例えば米国の生命倫理学者のロバート・ヴィーチ（Robert Veatch）は “producing good consequences”「よい結果を生み出すこと」，英国の医療倫理学者のトニー・ホープ（Tony Hope）は “the promotion of what is best for the patient”「患者にとっての最善を促進すること」としていますので，和訳としては「与益」が適切といえるでしょう．

　こうした医療・ケア従事者の倫理的な姿勢のなかで共通の要素をもつものをまとめて，抽象度を上げて概念化しラベルを付けると，清水哲郎の臨床倫理の理論においては，「人間尊重」，「与益」，「社会的適切さ」という3つの倫理原則になります（清水＋臨床倫理プロジェクト 2016）（図1）．

　一般に，倫理原則は規範として権威者から命じられるものとみなされがちですが，清水理論の倫理原則は，臨床現場の一人ひとりのスタッフの倫理的姿勢をボトムアップでまとめたものなのです．

　「人間尊重」原則は相手を人として尊重しつつ医療とケアを進めることに関連し，「与益」原則は相手の益になるように，害にならないように医療とケアを行うこと，つまり医療・ケア活動の目的に関連し，「社会的適切さ」原則は医療とケアの資源利用や資源配分の公平・公正さ，および法やガイドライン等の遵守などの社会的な側面に関連します．

　これらの3原則を米国のビーチャム・チルドレス（Tom Beauchamp and James Childress）の4原則と対応させると表1のようになります．

(3) 臨床倫理とは

　では，これらの原則を基本的な規範とする臨床倫理とはどのようなものでしょうか？

　臨床倫理という領域では，病院や介護施設や在宅医療・介護の場などの臨床現場において，一人ひとりの患者や利用者に関する倫理的な問題を扱います．臨床倫理において検討することの多くは，医療・ケアの受け手である本人が直面する具体的な問題であり，問いの中心は治療法やケアや療養場所の選択に関わります．複数の選択肢からどの治療やケアの方法を選択するのか，どのように意思決定プロセスをすすめ合意形成に到るかが焦点になります（清水＋臨床倫理プロジェクト 2016）．

　医師は自らの診断にもとづいて，患者にとっての医学的な最善を目指し，まず医学的証拠（エビデンス）を踏まえた標準治療を選択肢として挙げるでしょう．まだ標準治療が確立されていない疾患などであれば，医師の経験知・実践知による最善の治療法や対処法を提案するでしょう．

　医師が提案する治療法が1つしかない場合もあれば，複数存在する場合もあります．治療法が1つしかないようにみえる場合でも，選択肢は2つあります．その治療法を行う選択肢と行わない選択肢です．

　各選択肢に関して，まず医学的なメリット（益）とデメリット（害）を挙げ，次いで本人の生活と人生の物語り^{（註2）}のなかで各選択肢のメリットとデメリットを検討します．そして本人の視点から総合的にもっともメリットが大きい選択肢を選ぶことができるよう，本人側と医療・ケアチーム側はともに考えます．

　その際，意思決定支援のプロセスにおいて，医師のみでなく医療・ケアチームとして対応することが求められます．それは，医師は医学的なものの見方を大切にするからです．医師という専門職にとってそれは当然のことですが，医学的な情報はあくまで選択肢の基本情報なのです．その基本情報にもとづいて，多職種は本人の生活と人生において最も適切な選択肢を選ぶために協働します．各職種がそれぞれの専門性を発揮しつつ，医療・ケアチームとして対応することによって，本人を全人的に支援することが可能となります．

　これは治療法の選択肢の場合だけでなく，ケアや療養場所の選択肢に関する意思決定支援の場合でも同様です．

　そのようなわけで，臨床倫理は一人ひとりの患者／利用者本人に関わるすべての職種がチームで推進すべきものといえます．介護サービスを受けている高齢者の場合は，医療職だけでなく介護支援専門員や介護ヘルパーも医療・ケアチームのメンバーとなります．

　本節については，後述する「共同意思決定」や〈情報共有─合意モデル〉の項目も参照してください．

(4) 倫理原則の意義

「人間尊重」原則の意義：「自律尊重」原則との異同

　「人間尊重」原則は，相手を人として尊重すること，つまり，医療・ケア従事者の仕事の進め方に関わります．相手には患者本人とその家族だけでなく，医療・ケアチームの仲間など，仕事をするうえで対応する人々も含まれます．

　また，「人間尊重」原則には，米国で成立した生命倫理学（bioethics）が中核としてきた「自律尊重」原則も含まれますので，本人が意思決定能力を有し自己決定を望む場合にはそれを支援します．

　しかし，患者や施設の利用者や在宅医療・介護を受けている人は，さまざまな疾患による症状や外傷や障がいを有し，弱さを持つ人です．人が何らかの弱さを抱えたとき，選択肢のメリットとデメリットを自分で熟慮し理性的に意思決定することは非常に難しくなります．

　さらに医療とケアの対象者には高齢者が多く，加齢による問題によって自己決定が困難になる場合が少なくありません．また，そもそも高齢者においては意思の確認そのものが困難なことが少なくありません．したがって，日本老年医学会のエンドオブライフ・ケアのガイドラインである「立場表明 2012」（日本老年医学会 2012）の立場－2「個と文化を尊重する医療およびケア」が示すように，「認知機能低下や意識障害などのために患者の意思の確認が困難な場合であっても，以前の患者の言動などを家族などからよく聴取し，家族などとの十分な話し合いの下に，患者自身の意思を可能な限り推定し，それを尊重することが重要」です．

　また，高齢者の発言に限ったことではありませんが，日本人が何らかの言語表現を行う場合，周囲や関係者への配慮や遠慮がみられるのは通常のことです．明確な自己表現を控えることを伝統的に求められてきた日本社会においては，現代の臨床上の意思決定の場において明確な自己表現を求められても，それを躊躇する人が少なくないのはむしろ自然です（会田 2012）．

　その意味で，高齢者の場合は特に，言語化したことは「気持ちの何らかの表現」であり，そのものではないことが多いことには留意が必要です．

　そのようなわけで，「人間尊重」原則に沿った医療とケアは，上記のことを念頭に，本人を人として尊重するために，本人がどのような人なのかを理解しようとする姿勢をもって対応することによって行われます．医療・ケア従事者には，本人を中心に家族ら関係者とともに共同で意思決定プロセスを進めることが求められます．

「与益」原則とは

　「与益」原則は相手の益になるように，害にならないように医療とケアを行うこと，つまり医療・ケア従事者の仕事の目的に関連します．

ビーチャム・チルドレスは「与益」と「無危害」をそれぞれ原則として立てていますが，清水理論では「与益」という一つの原則にまとめられています．それはなぜでしょうか？

前述のように，ある治療法やケアや療養場所などの意思決定をする場合，可能な選択肢を挙げきり，それぞれの選択肢についてメリット（益）とデメリット（害）を挙げきり，それらを総合的に評価し，本人からみて最もメリットが大きい選択肢を選ぶために一緒に考えることが意思決定支援の基本です．つまり，益と害の相対評価を要するので，「与益」という1つの原則で表現しているのです．

与益原則に沿った意思決定支援については，後述する〈情報共有―合意モデル〉の項目も参照してください．

「社会的適切さ」原則に関して

「社会的適切さ」原則は，医療とケアの社会資源の活用，資源配分の公平・公正さ，また，法やガイドラインの遵守などの社会的な側面に関連します．

例えば，本人が病院での療養ではなく在宅医療を望んでいるとき，医療・ケアの資源を活用すれば，家族に過度な負担をかけずに本人の意向を尊重することが可能になる場合もあります．医療ソーシャルワーカーや介護支援専門員など，医療・ケアの資源について詳しい専門職を含めて意思決定支援するとこうした選択肢を実現することが可能になります．

関連する法やガイドラインについて知識を有することも重要なことです．さらに，法やガイドラインは時代に合わせて改正・改訂されるので，関連情報の更新も専門職にとって大切な職務です．

後述する共同意思決定という考え方によって意思決定支援を行うと，多職種協働によるコミュニケーションのプロセスのなかで治療計画がつくられるため，法やガイドラインを適切に参照することが可能になります．また，ガイドラインと社会通念の間にギャップがあり意思決定が困難になる場合には，本人と家族らに対してどのような説明を要するか，また，どのような点に配慮すべきかについても，医療・ケアチームとして検討できます．

2───意思決定のプロセス：共同意思決定の意義

（1）　共同意思決定とは何か

前述のように，臨床倫理の中核の役割は意思決定支援にあります．意思決定はその結果のみならず，プロセスも重要です．同一の結果であっても，プロセスのあり方によっては本人を含め関係者の納得を得られないこともあります．そのため意思決定プロセスについて熟慮することは，臨床倫理的に適切な支援のために重要なことといえます．

現代の臨床現場では，共同意思決定（SDM: shared decision-making）という考え方によって意思決定を支援することが推奨されています．

共同意思決定においては，本人を中心に皆でよく話し合い，一緒に考えるコミュニケーションのプロセスを通して，本人にとって最善で，家族や医療・ケア従事者らもできるだけ納得できる意思決定・合意形成に到るべく努めます．その際，適切な医学的情報にもとづき，本人の生活と人生の物語りを核として意思決定プロセスをたどることが重要です．

　共同意思決定は，本人の生活と人生にとっての最善の選択を目指し，利用可能なすべての治療・ケアの選択肢について，それぞれのメリットとデメリットを比較検討し，相対的に最善のものを選ぶという価値評価の考え方と結びついています．

　これは近年，医師は治療法の選択肢について患者に説明するが，決定するのは患者本人であるという意思決定の分業型が支配的であったことを克服する考え方として登場しました．

　そのため，共同意思決定の概念を理解したり，その意味と意義を検討したりする場合は，意思決定型の歴史的変遷をみることが有用といえます．そこで，以下，その点について説明します．

(2)　意思決定型の変遷

　歴史上，臨床上の意思決定型は以下のように変遷してきました（Emanuel and Emanuel 1992）．

パターナリズム

　1960年代までは，臨床上の意思決定型としてはパターナリズム（父権主義）が支配的でした．パター（pater）は父親（father）の語源です．この意思決定型においては，医師は患者の保護者的な役割をもち，治療の目標設定も治療法の決定も医師が行っていました．

患者の自己決定

　1970年代の米国において，長年の慣行であったパターナリズムを打破するため，患者の「自己決定権」が確立され，患者は自分で考えて治療の目標を設定し，自分で意思決定することとされました．この意思決定型において，医師の役割はおもに技術的なものに限定され，専門職としての知識と技術を患者に提供することが職務であり，患者本人は自分の権利を行使して自己決定すべきとされました．つまり，意思決定が分業化されたのです．分業化された当時の米国で成立したbioethics（バイオエシックス：生命倫理学）の中核とされた「自律尊重」原則が臨床現場において具現化したものが「自己決定権」でした．

　これによってパターナリズムの時代に比べて本人の意思が尊重されるケースは増えた反面，患者という存在が有するさまざまな脆弱性が認識されず，患者の真意の尊重とはいえない事態に到ることも多々みられました．

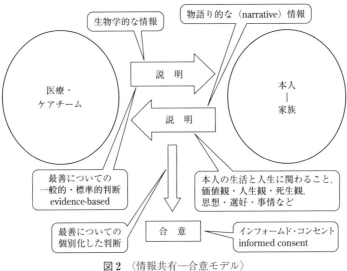

共同意思決定

図2 〈情報共有—合意モデル〉

共同意思決定

　上述の「自己決定」の時代の反省を踏まえ，現代は患者側と医療・ケア従事者側の共同意思決定の時代となりました．医療・ケア従事者側からは医療の情報を患者側に提供し，患者は自らの価値観・人生観・死生観やそれらにもとづく意向を医療・ケア従事者に伝えます．両者はコミュニケーションしながら，患者本人の視点から治療の目標を共同で設定し，意思決定も共同で行うことが推奨されています．共同意思決定における医師の役割は専門職として知識と技術を提供するだけでなく，より広い意味で本人の助言者となることです（Roter 2000）．

　また，現代では医療者側は医師だけでなく医療・ケアチームで対応することが標準的に求められているので，本人の助言者となることは医療・ケアチーム全体に期待されています．このような共同意思決定において重要なのは，本人側と医療・ケアチーム側で相互理解を深めるためによりよくコミュニケーションをとることです．医療・ケアチームには，専門職として創造性を発揮し，本人にとって最善の意思決定に到る選択肢を本人・家族とともに考えることが期待されています．そうした仕事の進め方によって共同意思決定を実践すると，医療・ケア従事者の仕事満足度も向上することが期待できます．

(3) 〈情報共有—合意モデル〉を用いた意思決定支援

　前述の英語圏における展開の輸入版ではなく，日本国内で独自に発展した共同意思決定のあり方として，清水哲郎と石垣靖子らの長年の協働によって開発された意思決定プロセスである，〈情報共有—合意モデル〉（清水＋臨床倫理プロジェクト 2016）を紹介します（図2）．

　〈情報共有—合意モデル〉では双方向の情報の流れが要請されます．すなわち，医療・ケアチーム側から本人側への説明（医学的情報中心＝生物学的な情報）と，本人側から医

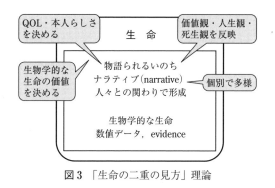

図3 「生命の二重の見方」理論

療・ケアチーム側への説明（本人の生活・人生や価値観・人生観・死生観などについての情報＝物語り（narrative）情報）を通して，双方で情報を共有した上で，一方が他方に同意するというより，双方の当事者の合意を目指し，共同意思決定に到るという考え方です．そのようなプロセスを経て形成された合意がインフォームド・コンセント（informed consent: IC）の内容になります．

　これは本人の生活と人生にとっての最善を実現するために，双方がよりよくコミュニケーションを取り合意形成を目指す方法です．医療・ケアチーム側は本人側へ医療・ケア情報を説明し理解を確認しながら，それが本人の生活や人生にとってどのような意味をもつのかについて本人側から聞きつつ，本人の価値観や選好により合う治療法とケアはどのようなものかを一緒に考えます．双方での情報のやり取りを繰り返すコミュニケーションのなかで非言語表現にも気を配ることで，本人側の言語化された意思の表面的な意味だけでなく，その真意を探る努力もします．

　このようなプロセスを経ることによって，治療方針の決定は本人の生活や人生の中でなされるというあり方を認識することになります．

　これは，ある医療行為についてそれを行うか否かを検討する場合に，その医療行為による直接的な医学的メリットとデメリットを検討するだけでなく，その医学的なメリットとデメリットが本人の生活と人生のなかでどのような意味があるのかを検討することといえます．

　こうした共同意思決定におけるコミュニケーションを通して，将来，本人と対話することが難しくなった段階における医療とケアに関する本人の意向についても話し合いを繰り返しておくと，それが ACP（advance care planning）になります（会田 2019）．

(4) 本人の意思の尊重：人生の物語りを基本に

　〈情報共有―合意〉モデルの背景には「生命の二重の見方」理論（清水 2002）があります（図3）．

　これは，「人の生命は生物学的生命を土台に，物語られるいのちが関係する人々の物語りと重なり合いながら形成されている」という考え方です．人は誰でも選好，思想信条，価値観・人生観・死生観等をもち，それを反映した個別で多様な人生の物語りをつくりつ

つ生きています.

　日常の中でそれと意識することはなくても，一人ひとりそれぞれの選好や思想信条，価値観・人生観・死生観を反映させて日々の経験を意味づけ，また経験同士を意味づけ，人生の物語りを形成しています. そしてその物語りは本人単独で作られるものではなく，日々，関係する他者の物語りと重なりながら形成されています. なぜならほとんどの人は他者との関係のなかで暮らしているからです.

　他者との関係のなかで人生の物語りが形成されるということは，本人が本人らしく生きることができるかどうかということについても他者との関係が影響するということです.

　また，本人らしく生きることができ，自己肯定感が高まった状態は，心の自由度が高くQOL（quality of life）が高い状態であるともいえます. そのようなわけで，本人らしさやQOLを決めるのは生物学的生命ではなく物語られるいのちであるといえます. 換言すれば，生物学的生命は本人の人生の物語りを支えるための土台として存在するといえるでしょう.

　生物学的生命に関する病態生理学的データや医学的なエビデンス（evidence）は重要です. しかし，一人ひとりにとっての最善は，それだけで判断できるものではないのです. 必要なのは本人の物語られるいのちの視点から，すなわち本人の生活と人生において，医療行為の意味を捉え直すことです.

　また，本人の物語られるいのちの視点から意思決定支援のプロセスを踏むことは，同時に家族ケアにもなることが多いです. なぜなら，通常，家族は本人ともっとも人生の物語りの重なり部分が大きい存在だからです. さらに，こうしたアプローチは医療・ケア従事者の物語りをも豊かにします. なぜなら，物語りは重なって形成されているからです（会田 2019）.

　英語圏の国々においても，本人の病い経験や病いの物語りに耳を傾けることの重要性は1980年代後半から指摘されています.

　例えば，米国の精神科医で医療人類学者のアーサー・クラインマン（Arthur Kleinman）は臨床経験とフィールドワークを通して，「医師は疾患を診る. 患者は病いを経験する」と看破し，優れた医療とケアを行うためには，患者が経験していることを知ることと，そのために患者の語りに耳を傾けることが重要であることを示しました（Kleinman 1988）.

　こうした研究が英国において1990年代後半にnarrative based medicine（NBM），すなわち「物語りにもとづいた医療」に発展していきます. トリシャ・グリーンハル（Trisha Greenhalgh）とブライアン・ハーウィッツ（Brian Hurwitz）らが1998年に刊行した『ナラティブ・ベイスト・メディスン——臨床における物語りと対話』（Greenhalgh and Hurwitz 1998）は，患者の物語りを核とする医療とケアの大切さを説いています.

　その後，米国ではリタ・シャロン（Rita Charon）が『ナラティブ・メディスン——物語能力が医療を変える』（Charon 2006）を刊行し，21世紀初頭からコロンビア大学で行

っている医学教育プロジェクトである "Narrative Medicine Project（物語り医療プロジェクト）" について紹介しています.

内科医で文学博士であり倫理学者でもあるシャロンは，Narrative Medicine を "narrative competence"（物語り能力）を通じて実践される医療と定義し，このプロジェクトの主眼は物語り能力を育てることとしています. シャロンは物語り能力とは，「患者の病いの物語りを認識し，読み取り，解釈し，それに心動かされて行動するために必要な能力」であり，医療・ケア従事者に必須の能力と述べています. シャロンは医療とケアにあたる者は患者をより深く理解しようとする姿勢をもち，患者の物語りを認識できるように感受性を高めることが大切だと説いています.

⑸ パターナリズムへの逆行ではない

共同意思決定型について，自己決定型からパターナリズム型へ振り子が半分戻ったものとみる医療者もいますが，それは適切な解釈ではありません. 共同意思決定型は，より上位の概念に収斂したとみるべきものです. それは，両者間で情報を共有し，話し合って意思決定しようとすると，対話によるダイナミズムが発生し，医療・ケア従事者も患者も考え方や意思が変化する可能性があるからです. そうした互いの変化はさらなる対話によってまた相互に影響しあいます. 相互に触媒になることによって，さらに思考が深化することもあります. これは単に，双方で自分自身の考え方の偏りに気づく以上の変化です.

そのため，本人を中心に多職種で意思決定のための対話を進めていると，当初，医師が提示した選択肢だけでなく，その選択肢に工夫を加えた選択肢が考案されたり，当初は検討されていなかった方法が選択肢として浮上したりする可能性もあります. これは医学的に適応外の選択肢という意味ではありません. 対話による意思決定は創造性をもたらし，新たな道を生み出すこともあるのです. これは旧来の意思決定型ではみられないことです. そのようなわけで，共同意思決定型はパターナリズム型への逆行ということではまったくありません（会田 2017）.

⑹ コミュニケーションのプロセスを大切に

本人の価値観・人生観・死生観を反映した人生の物語りを尊重する意思決定に到ろうとするときに肝心なのは，丁寧なコミュニケーションのプロセスです. 臨床上の選択肢が増え，一人ひとりの価値観も多様化している現代，本人側と医療・ケア従事者側のコミュニケーションの重要性はますます高まっています.

本人側と医療・ケアチーム側は相互に価値観や死生観を知り，医療・ケアチーム側は本人の物語りを形成する上で重要な関わりをもつ人々とコミュニケーションを繰り返していくことが，本人にとっての最善を探索する道筋になるといえます.

そして，こうしたコミュニケーションのプロセスを共感的なケア的態度で進めると，相互の信頼関係が深まり，それが合意形成の土壌をつくり，決定した内容に関する納得も両

側にもたらすといえるでしょう（会田 2017）．

　信頼関係の深度は合意形成に直接影響します．信頼関係が十分醸成されていれば，意思決定支援の難易度は下がります．ジレンマに直面しても，信頼し合った人同士なら合意形成に到りやすいですが，信頼関係がなければ着地点を見出すことは難しくなります．その意味でもコミュニケーションは大切なのです．

【註】

1　倫理が社会規範であるということは，異なる社会においては異なる言動や態度が倫理的に要請される場合があるということも意味します．Aという社会とBという社会において，その社会をつくっている文化に相違があれば，社会的に求められる倫理的姿勢にも相違がありうるということです．それは，その文化をつくっている基本の思想が異なれば，倫理観にも相違がありうるからです．倫理観とは倫理についての考え方や捉え方のことです．世界にはさまざまな文化があり，それぞれの文化の基層にはその文化が拠って立つ思想があります．文化の基層は，そこで暮らす人たちが社会的な事象や概念を把握する際の認識のフィルターを形成するので，文化が異なれば倫理観も異なりうるのです．

2　「物語り」と「物語」　医療とケアの分野においてこの2つの表現は多くの場合同一の意味で使用されます．いずれが選択されるかは研究者によりますが，「物語り」を使用する研究者は「語る」という動詞に力点を置いています．

【文献】

会田薫子（2012）「患者の意思を尊重した医療およびケアとは——意思決定能力を見据えて」『日本老年医学会雑誌』50（4）: 487-490．

会田薫子（2017）「共同決定とACP」清水哲郎・会田薫子編『医療・介護のための死生学入門』東京大学出版会．

会田薫子（2019）『長寿時代の医療・ケア——エンドオブライフの論理と倫理』筑摩書房．

Charon, R. (2006) *Narrative Medicine: Honoring the Stories of Illness*, Oxford University Press, New York（『ナラティブ・メディスン——物語能力が医療を変える』（斎藤清二・岸本寛史・宮田靖志・山本和利訳）2011 年，医学書院）．

Emanuel, E. J. and Emanuel, L. L. (1992) "Four models of the physician-patient relationship," *JAMA*, 267: 2221-2226．

Greenhalgh, T. and Hurwitz, B. (1998) *Narrative Based Medicine: Dialogue and Discourse in Clinical Practice*, BMJ Books, London（『ナラティブ・ベイスト・メディスン——臨床における物語りと対話』（斎藤清二・山本和利・岸本寛史訳）2001 年，金剛出版）．

Kleinman, A. (1988) *The Illness Narratives——Suffering, Healing and the Human Condition*, Basic Books, New York（『病いの語り——慢性の病いをめぐる臨床人類学』（江口重幸・五木田紳・上野豪志訳）1996 年，誠信書房）．

日本老年医学会（2012）「『高齢者の終末期の医療およびケア』に関する日本老年医学会の『立場表明』2012」（http://www.jpn-geriat-soc.or.jp/tachiba/jgs-tachiba2012.pdf）．

Roter, D. (2000) "The enduring and evolving nature of the patient-physician relationship," *Patient Educ Couns*, 39: 5-15．

清水哲郎（2002）「生物学的〈生命〉と物語られる〈生〉——医療現場から」『哲学』53: 1-14．

清水哲郎＋臨床倫理プロジェクト（2016）『臨床倫理テキスト　臨床倫理エッセンシャルズ 2016 年春版』東京大学大学院人文社会系研究科死生学・応用倫理センター上廣講座．

2

臨床倫理事例検討の進め方

清水哲郎

はじめに

　医療をはじめとして，健康等の問題で支援を必要とする人（以下「本人」）に対するケアを行う場面では，医療・ケアチームと本人・家族等が共同の意思決定プロセスを踏む必要があります．これについては，前章で「情報共有—合意モデル」，すなわち，本人の身体の状況と治療等に関する医学的情報，および本人の人生・価値観・個別の意向に関する情報を双方が共有し，話し合い（意思決定支援を含む）により合意を目指すあり方を提示しました．ことに医療・ケアの専門家は，医学的妥当性についてチーム内で合意形成に努め，本人・家族等との話し合いを通してそれを分かり易く提示すると共に，本人の生き方や価値観，また目下の課題となっている治療方針についての意向に耳を傾け，医学的に妥当で，本人の生き方や価値観にも適した選択について合意形成に努めます．こうした流れにおいて，事例検討が必要となります．

1——事例検討を進める姿勢：支援するツール

(1)　事例検討に臨む姿勢

　医療・ケア従事者は，事例検討に参加する際には医療・ケアに関する倫理原則を自らの倫理的姿勢として臨むことが重要です．というのは，倫理的な事例検討というと，次のようなネガティブな思い出をお持ちの方が少なからずおられるからです——「事例を提供してと言われて提供したら，『ここが倫理原則の何々に反している』とか，『ここがおかしい』といったことを言われ，上から目線で批判されていると感じ，嫌だった」．この時，検討する人たちは，事例を高い所から眺める傍観者の立場になって，事例に登場する人たちを「客観的に」評価したのではないでしょうか．しかし，そもそも事例検討は何のためにやるのでしょう．「これからどうしたらよいかを見出し，チームで合意形成するため」とか，「また同じような事例に直面することがあったら，今回よりもよりよい対応ができるように備えるため」といったことではないでしょうか．そうであれば，事例検討の参加

者は誰一人として「第三者・傍観者」であってはなりません．そうではなく，事例が示す状況に自らの身を置くようにして事柄の成り行きを把握し，倫理的姿勢をとる主体として「自分だったらどうするか，ここでご本人はどういうお気持ちになっているだろうか……」と考える，いわば担当チームの一員という立場になるのです．

このことは「倫理原則を自らが体現する」という姿勢にも通じます．座右に原則なり綱領なりを置くと，倫理が他人事のようになります．しかし，医療・ケア従事者は医療・ケアを進めている際には，自ら倫理原則を体現しているはずです．患者本人にとっての最善を目指す姿勢，本人を人間として尊重する姿勢があるので，そこから医療・ケアとしての行動が発するのです．同様にして，事例検討に際しても，そういう姿勢をとりつつ事例に臨み，皆で一緒に考えることが肝腎なのです．そして，いかにケアをしていくかを，ケアする姿勢（＝倫理的姿勢）をもって検討すれば，それは同時に倫理的検討でもあるのです．

(2)　臨床倫理検討シート

情報共有―合意モデルに沿った支援ツール

臨床倫理プロジェクトは，事例検討を支援するツールとして「臨床倫理検討シート」を研究開発してきました．これは，臨床現場で，医療・ケア従事者と本人・家族の間のコミュニケーションにより医療・ケアを情報共有―合意モデルに沿って適切に進めていくことを支援するものです．

臨床倫理検討シートは次のところから最新版をダウンロードできます．

臨床倫理ネットワーク日本＞臨床倫理プロジェクト＞臨床倫理検討シート

http://clinicalethics.ne.jp/cleth-prj/worksheet/

臨床倫理検討シートの構成

臨床倫理検討シートは1999年に初版を公表し，以来改訂を重ねてきました．現在の最新版（2018年夏改訂）に到ってほぼ完成したと考えています．最新版では，検討シートは次に挙げる3種から成っています．事例検討の流れに沿ってそれぞれのシートの趣旨を簡単に示しておきます．

① **事例提示シート**　事例の経緯を時の流れに沿って記述することで，検討に参加する者が事例を検討するための基本的な情報を共有することを目指すものです．ここに記されていることは，記述した人が把握した事例の流れであって，その人によるナラティブに他ならないと理解しながら，ナラティブの共有を目指す検討をします．併せて，記述した人が事例について何を検討したいのか，事例の経過のどこが検討のポイントかを理解することをも目指します．

② **カンファレンス用ワークシート**　事例検討に参加する者が事例提示シートに基づいて共同で検討する際に使います．現行のワークシートは「まず，かくかくについて，まとめ，

検討せよ，次にしかじかについてまとめ，検討せよ……」と，押しつけがましいと感じられるかもしれないのですが，考える順序について注文をつけます．それにより，情報共有―合意モデルに沿って検討すべきことに順序よく，真っすぐに向かい，検討の目標に到達できるように支援します．

③ **益と害のアセスメント・シート**　上述の②でワークシートを使った検討をする中で，複数の選択肢の中から最善のものを見出す検討が必要になった場合に使います．必要に応じて使うものですが，研修的な検討においては時間の許す限り使ってみることをお勧めします．最善を見出すための考え方を身に着けるために必要だからです．

では，それぞれのシートについて，より詳しく見て行きましょう．

2───事例提示シート

事例提示シートの様式が17頁にありますので，ご参照ください．以下，同様式の項目ごとに説明を加えます．

(0)　前向きの検討・振り返る検討

事例提示シートの冒頭に，ここで行おうとしている事例検討は「前向きの検討」か「振り返る検討」かを選ぶように求められます（どちらかを○で囲みます）．

「前向きの検討」とは，「どのような治療方針にするか」といった大きな課題であれ，「今日はさしあたってどのように対応しようか」といった小さな課題であれ，「これからどのようにして行くか」を検討する場合をいいます．通常，医療・ケア提供側と本人・家族とが，話し合いながら医療・ケアを進めている状況であれば，「これからどうするか」という前向きの検討が中心になるはずです．

他方，「振り返る検討」とは，既に起きてしまったことを「振り返って」検討する場合で，医療・ケアチームが本人・家族と話し合いながら，治療・ケアを実施し，一応の結末を迎えた後に，「あの時，しかじかの対応をしたが，それでよかっただろうか，もっとよい対応ができたのではないか」といった思いから始まるような検討のことです．ご本人が亡くなった後に，「デス・カンファレンス」と称して，医療・ケアのプロセスを振り返ることがありますが，これなどは典型的な「振り返る検討」です．

(1)　プロフィール

本シートは事例について検討参加者が情報共有するためのものです．「どういうことが起きた・起きているのか」について，つまり事例の経過についてまず共通の理解を持つことが，事例検討を始めるために必要です．そこで，事例の主人公である本人（医療・ケアの対象になっている患者・利用者）の「プロフィール」と「事例の経過」を記述する作業

が，本シートの中心となります．

このうち「プロフィール」は，事例の中心に位置する患者本人について，ごく基本的な理解を持つために，名前（仮名），年齢，性別，家族構成，本人の生活，既往症等をごく簡単に記します．

ここに記されるのは個人についての情報ですから，臨床現場で担当の医療・ケア従事者間で検討する場合は実名等で構いませんが，当該事例に関わっていない立場の人も参加するような開かれた場で検討する場合には，本人が特定されないように配慮し，「Ａさん，男性，70代後半」などと匿名性を高めるよう努めます．この点には，以下全ての項目について同様に留意します．

(2) 事例の経過

時間の流れに沿って，医学的なことも，コミュニケーションの流れ等も併せ，事例を検討するために必要と思われる情報を簡潔にまとめて記します．

記述から個人が特定されないように配慮する必要がある場合は，固有名を使わない，場所の表現（地名等）をぼかす等に留意します．年月日については，例えば，「2020年2月3日」，「2018年8月20日」をそれぞれ「Ｘ年2月上旬」，「Ｘ−2年8月下旬」などと記して，いつのことかを曖昧にしつつも，2つの年月日の間のおおよその間隔が分かるようにします．

記された内容は，記した人のナラティブです．すなわち，事例を記述するにあたって，記述する人は事実を描こうとしますが，事実を細かい点まで記述するわけにはいかず，取捨選択せざるを得ません．その取捨選択にあたっては，読者に事例の経過を理解してもらえるように，ことに記述する人の思い（気になっていること，迷っていることなど）を理解してもらえるようにと望みつつ記述します．こうして，記述された「経過」は，記した人が描いた物語り（ナラティブ）となります．

ここで留意すべきは，参加者の職種や事例に対する関わり方によって，見えている事例の姿が異なってくるかもしれないし，異なって当然だということです．そこで，臨床現場におけるリアルな事例検討の場合は，事例の経過について例えば担当看護師がまずはまとめて話し，それに続いて他の参加者が，当該事例についてそれぞれが持っている情報や事例の見え方を追加することによって，参加者たちに共通のナラティブになるよう努めます．

また，研修会のような場での事例検討においては，事例提供者の説明（前もってシートに記入されていることが多い）を聞き，事実関係などについて参加者による質疑により，事例提供者は説明したつもりになっているが，実は重要な点がぬけていた，といったことを補い，参加者全員が共通理解を持つように努めます．

本人の人生に関する情報

事例の経過をひとまとまりのものとして記述していくと，本人の生き方や人となりを理

〔臨床倫理検討シート〕　　事例提示シート
＊検討内容：前向きの検討：方針の決定／医療・介護中に起きた問題への対応
　　　　　　振り返る検討：既に起こったことを見直し，今後につなげる
記録者［　　　　］　　　　　　日付［　　　年　　月～　　　月　　　］

〔1〕　本人プロフィール

〔2〕　経過

【本人の人生に関する情報】

〔3〕　分岐点

© 臨床倫理プロジェクト　2018

解するために有効と思われるエピソード，現在大事にしていること，趣味，気懸りに思っていること等々，記述する人が知っているけれども，経過の中に書き込み難い情報が，所を得ないで残ることになります．しかし，こうした情報は本人の人生にとっての最善を考える際に有効かもしれません．そこで，このような情報があれば，メモしておくための場所として「本人の人生に関する情報」という欄が設けてあります．

　この欄には，本人にとっての最善を考える上で「役立つかもしれない」と思って記すわけですが，「実際に役立たなければならない」わけではありません．記すかどうか迷う場

合は，念のため記しておくとよいでしょう．

　ここは，白紙のままで残ることがしばしばあります．そのような場合「これまで本人の人生や価値観を聴く余裕がなかったかな」などと考えてみてください．前向きの検討でしたら，今からでも本人・家族に聴く努力ができるかもしれません．ただし，このことは本人に，「あなたの人生観はどのようなものですか」などと聴くという意味ではありません．本人が表明している希望や好み，エピソードなどから始めて，具体的な好みや選択を聞きながら，何を大事にしているかという傾向を探っていくなど工夫します．

(3) 分岐点

　「分岐点」とは「分かれ道」・「岐路」のことです．これからどう進むか，複数の選択肢がありそうで，考えて選ばなければならない状況・時点を指しています．事例の経過の中では，意思決定・選択をこれからしなければならない，ないしはすでに行った場面・時点が分岐点に該当します．

　事例の経過を記述した上で，経過を見渡して意思決定・選択に注目して重要な分岐点を見つけ，どのような分岐点かを明らかにします．そもそも事例の経過は意思決定・選択の連続です．経過を振り返れば，「このポイントで，これを選んだのはどうだったのだろうか，別の選択もあり，それを選べなかったのだろうか」などと，気になるポイントがあるでしょう．前向きの検討の場合は，経過の記述の最後のあたりに，必ず，「これからどうするのがよいか」という選択問題が起きているはずです．たとえば「医療・ケア従事者と本人・家族の間で意見が分かれた」，「何が本人にとって最善の道かはっきりしない」等々の問題で，今後どうしたらよいかが一つに絞られていません．つまり分かれ道になっていて，ここをどう進むかが当事者にとって最重要の考え所です．

　実際の記入にあたっては，経過の記述中に見出した分岐点に〈1〉〈2〉……と印を付けます．次に，分岐点〈1〉，〈2〉等について，それぞれどういう内容の分岐点かを「〔3〕分岐点」の記入欄に簡潔に記します．

　事例検討の大半は，「これからどうするか」，「あの時，あれでよかったか」という問いが検討のテーマになります．したがって，「分岐点」に記された説明には，事例を提示した人・グループの問題意識が簡潔に提示されていることになります．

3──カンファレンス用ワークシート

情報共有─合意モデルとワークシート

　前項の事例提示シートに書き込むプロセスは，事例について共通理解し，分岐点を見出すプロセスでした．ここでは，これに続くプロセスである「カンファレンス用ワークシート」を使った事例検討について解説します．前項の分岐点についても同様でしたが，事例への対応はその時々の意思決定プロセスをいかに適切に進め，また，本人・家族の意思決

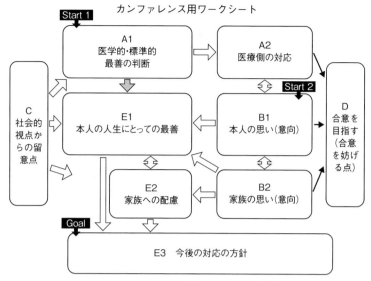

図1 カンファレンス用ワークシート概念図

定を支援するかという観点でのものとなります．そこで意思決定プロセスとしては「情報共有―合意モデル」と同モデルが前提している人間関係のあり方，およびいのちを「人生と生命」という二重のアスペクトで見る評価の仕方をベースにして考えることになります．

カンファレンスにおける検討の進め方

　次の順序で，事例提示シートを参照しながら，各項目について，確認できること，検討が必要なことを挙げ，検討が必要な点について検討していきます．カンファレンス用ワークシートは図1のような構成になっています（実際のワークシートは図2）．これを参照しながら，以下の説明を読んでください．

　なお，以下では，まず前向きの検討について説明し，その後に振り返る検討の場合を記すことにします．

(0)　検討のポイント

　シート左上に「検討のポイント」という記入欄があります．ここには，事例の経過および担当医療・ケアチームの問題意識を踏まえて，さしあたって検討の中心テーマと思われることを簡略に書きます．通常は事例提示シートの「〔3〕分岐点」の記入内容を参考にして，検討のテーマを決めますが，事例の経緯を読んで「ここが考えどころだ」と参加者が思うことが別にあれば，それをテーマとすることもできます．ここにテーマを書くのは，検討の進行に伴って何が主たるテーマかを参加者が忘れてしまわないようにするためです．

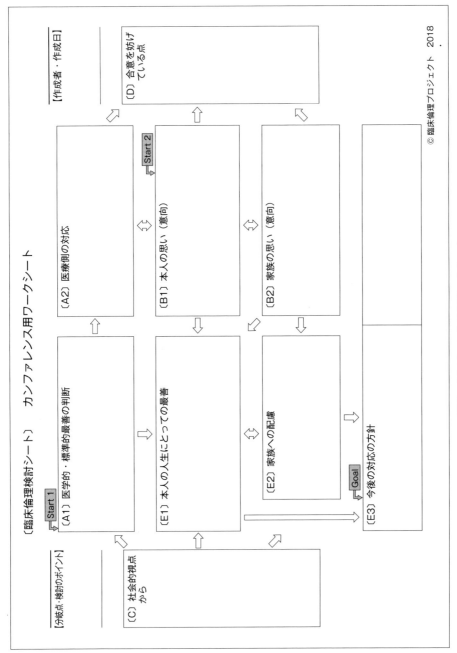

図2 カンファレンス用ワークシート

(1) A系列の検討（A1—A2）：医学的にはどうなのかを確認する

A1：医学的・標準的最善の判断

　医療・ケアをめぐる事例には，必ず「医学的にはどうなのか」という面があります．この面をしっかり押さえておくことが，有効な事例検討のためには必要です．ここが曖昧だと，いろいろ検討しても基礎がはっきりしないため，検討結果も曖昧なものになってしまいます．「医学的にはどうなのか？」は情報共有—合意モデルにおいては，医療側から本人側に流れる情報に該当します．どのような疾患で，どのような病状で，医学的にいって一般に，つまり人々の平均的な考え方・価値観を物差しとして評価すれば，どのような治療方針が候補となり，その中でもエビデンスに基づいて最善と評価される標準的な治療方針はどれになるか，を明確にするための医学情報を簡潔にまとめるように努めます．

　ただし，いつも「この選択肢が最善である」と判断できるとは限りません．「医学的にはこれだと一つに決められない」とか，「選択を推奨する」でも「不選択を推奨する」でもなく，「患者本人の価値観によって選択も不選択もあり得る」となることもあるでしょう．

　また，医療・ケア従事者の間で判断が分かれていることもありますし，事例提示シートの「事例の経過」から分かる主治医の判断に検討参加者が疑義を持つ場合もあります．

　こうした場合，両論を簡潔に併記しておきます．さらに，両論について突っ込んで検討し，検討しているグループから出た意見を記すこともあります．

　どの選択肢が医学的に言って最善かについて異論があったり，意見が対立しているわけではないが，確認したい時など，臨床倫理検討シートの一つである「益と害のアセスメント・シート」（27頁参照）を使って，各選択肢について害と益を枚挙し，比較検討します．

A2：医療側の対応

　医学的な判断をしている側が，これまで本人・家族にどのように対応してきたかをまとめます．A1の医学的な判断について不一致がある場合，A2が見る医療側の対応にも一貫していないところが見られるかもしれません．こうした点にも目配りしながら，メモしておきます．

【振り返る検討の場合】

　A1　多くの場合，前向きの検討と特に変わった点はありません．振り返りたいポイントが医学的判断の適否である場合は，ここで検討することになります．

　A2　医療・ケア提供側は，自分たちがやったこと・やらなかったことを振り返って，どうよかったのか，悪かったのかを確認し，次に同様の事例に出合った場合はもっと適切にやるための糧としたいという動機が働いています．ですから，この項目は前向きの検討に比べ，通常は記すことが多くなるでしょう．

(2) B系列の検討（B1―B2）：本人および家族等の思いについて理解を深める

　B系列は，本人側から聴き取った情報をまとめ，それをめぐってさらに本人や家族の思いを探りたい場合は検討を加えます．

B1：本人の思い（意向）

　提示された事例に現れた，本人の理解・意向や表明された―隠れた気持ちを見出し，まとめて記し，気になった点があれば，それを中心に本人の思いの理解を深めるべく検討を加えます．これまでの日本における「本人の意思尊重」のあり方に発した点かもしれませんが，個々の選択に関する本人の現時点での意向（言葉になった希望）のみが記されており，その意向の理由が探られていないことがしばしばあります．また，本人の人生（生き方）や価値観について全く言及されていないこともよくあります．このような場合には，目下の事例については，本人に聞いていないということを指摘した上で，話を進め，後のE3（今後の対応の方針）のところで，「本人の意向の理由や人生・価値観を聴く」ということを含む対応になるでしょう．

B2：家族の思い（意向）

　家族の考え・意向について本人についてB1と同様のまとめをし，必要に応じて探りをいれます．特に家族が医療側から見て奇異に感じられるような言動をしている場合，思いについての理解を試みることが検討全体の中で要となる場合がしばしばあります．

【振り返る検討の場合】

　一般に前向きの検討の場合と同様に進めます．あえて付言すれば，前向きの検討の場合は，今どうするかを検討している分岐点を中心にして，それに影響していると思われる限りで遡って過去の分岐点を振り返るのです．これに比して，振り返る検討の場合は，過去から現在へと時間の流れに沿って検討していき，本人ないし家族の一貫した志向を見出す，あるいはどこかで志向が変ったなら変ったことを見出す，というような探り方が有効な場合が多いでしょう．

(3) C（社会的視点）・D（合意を妨げている点）の検討

　項目CとDは，とくに検討する順序について定めていませんが，A系列およびB系列の検討の前後，E系列よりは前に，これらの項目に該当する話題になった時に随時まとめ，かつ必要に応じて検討します．

C：社会的視点から（の留意点）

　この項目ではどのような事柄を挙げるかについて迷うことが多いように思います．次の

ように考えてみてください．A系列の検討に際しては，医学的視点で本人の身体状況を専門的に見，それに基づいて医療・ケア従事者が本人・家族に働きかけるという場面に注目しています．B系列の検討に際しては，本人・家族の気持ちや意向に注目し，また，本人の人生や価値観，本人と家族の関係等に向かっています．これらに対して，〔C：社会的視点から〕は，本人・家族および医療・ケア従事者が向き合っている場面ないし両者が話し合って合意を目指している課題を社会全体の中において，社会全体を見渡せる視点に立って見てみようという趣旨なのです．そうすると，目下の課題への対応に影響を与える他の（つまり，A系列，B系列で見て来た諸点以外の）様々なファクターが見えてくるでしょう．「急性期病棟だから長期にわたって入院し続けることは難しい」，「退院後の療養場所として，このケースに該当する施設はこの地域ではしかじかである」，「主治医が勧めている方針は，主治医がリーダーをしている臨床研究に参加することなので，そこのところで利益相反のポテンシャルがあり，適切な対応が必要だ」，「悪性度の高い感染症の疑いがある以上，本人が嫌だからといって隔離しないでおくと社会的に相当な害をもたらす恐れがあるから，自由は制限される」等々．医療・ケアの方針選択に影響する事情は，社会の仕組みや規則，社会における人間関係，利害関係等さまざまあり，それらに目を配り，必要な対応をしなければなりません．例えば，社会的公平・公正，第三者の利害，利益相反とその可能性，社会資源の配分・活用に関係する事情，法やガイドライン，社会通念，等を考えてみます．

　ここで留意点が挙げられた場合，E系列の検討の終わりのほうで，留意すべきことを留意したか，何らか必要な対応をしたか等を確認します．

D：合意を妨げている点

　ここでは，医療・ケア側の対応（A2），本人の意向（B1），家族の意向（B2），さらには社会的な諸制約（C）の間で齟齬が生じている状況をまとめて提示します．本人―家族―医療・ケア担当者の3者間で意見の不一致があれば，それは合意を妨げています．また，この3者間で意見が一致していても，社会的制約があって実現困難だということが生じているかもしれません．

　ここでは合意を妨げている点を挙げますが，通常は直ちにここでその解消の道を考えることはしないで，E1―E2の検討の終わりのほうで，E系列の検討を通して合意を妨げる点が解消したか，解消の見込みがたったかを確認します．

⑷　E系列の検討（E1―E3）：A1とB1を併せ，本人の人生にとっての最善を考える

　A～Dの検討を踏まえて，いよいよ事例検討の要となるE系列の検討に進みます．ここではE1で医学的妥当性を踏まえた本人の人生にとっての最善を見出し，E2では本人にとっての最善を実現するとともに，家族にとっても良い結果となるための配慮をします．それらをまとめてE3で，今後の対応方針を枚挙します．

E1：本人の人生にとっての最善

　ここで目指す「医学的妥当性を踏まえた本人の人生にとっての最善」は，A1の結果とB1の結果を総合することで見出そうとしてください．本項目を「目下の課題に関して本人の人生にとって最善の選択は何か」と単独で考えがちですが，本ワークシートの考え方は，A～Dの検討をまず行い，それら（とくにA1とB1）を総合してE1を検討するということですので，特に初めのうちはこの流れを意識して検討を進めてください．A1からは医学的にどのような選択を推奨するかが示され，B1からは本人の人生や価値観および個別の意向（検討が進んでいる場合は，人生や価値観と個別の意向との整合性も）示されますので，それらを組み合わせて考えるのです．

① 　医学的推奨と本人の人生・価値観・個別の意向が調和している場合，その調和したところが「医学的妥当性を踏まえた本人の人生にとっての最善」となるでしょう．
② 　調和していない場合，
　　②-1　医学的妥当性を本人の人生・価値観を基準（物差し）にして評価し直す，
　　②-2　本人の人生・価値観と個別の意向が整合的かどうかを確認する，

の両面にわたって見直し，調和したポイントを見出すよう努めます．このようにして，［生命についての医学的判断⇒人生の最善についての判断］＆［情報共有―合意モデル］に則った検討をすることができます．

　なお，選択肢間の比較をしてベストなものを見出そうという場合，「益と害のアセスメント・シート」を使います．本ツールはすでにA1のところで使っている場合もあります．A1では医学的な視点で益と害を枚挙しているでしょうが，E1のところで使う場合は，他に本人の人生なり気持ちなりに沿えばどうか，家族の視点から見たらどうか，というように，益と害が視点に応じて異なってきます．そこでどのような視点における益ないし害であるかを併記して区別できるようにするとよいでしょう（27頁も参照）．

E2：家族への配慮

　E1の検討により，本人の人生にとっての最善が絞られてきたとします．ただし，ここで見出されている最善の方針は，家族に過重な負担をかけることもあります．しかし，「本人の最善のためだから，家族は我慢して重荷を担え」というようなことでは，本人の最善は実現しないでしょう．本人にとって最善で，家族も喜んで協力できるような内容にする必要があります．そのために社会資源の使い方を考え，家族の負担を軽減することは，本人の最善を実現するための家族への配慮です．E2ではこうしたことを検討します．

　あるいは，B2で家族の気持ちを理解しようとする検討をしている中で，本人を失いたくないという家族の気持ち（予期悲嘆，不安）が，客観的にみて奇異と見える家族の言動を結果していると推測されたとします．そうすると，そうした家族の気持ちに対するケア

的対応が必要となり，そのような対応をすることは，当の家族のみならず，本人にもよい影響を及ぼすでしょう．こうしたことも E2 で検討することになります．

E3：今後の対応の方針

　E1 & E2 の検討をした上で，これからどのように本人・家族その他関係者と対応していくかを，整理して枚挙します．E1 や E2 の検討においてすでに挙がっていることをここに再度記してもかまいません．

　枚挙は順不同でもよいのですが，余裕があれば，例えば次のような観点で整理してはどうでしょうか．

- ・差し当たって行うこと（やってみて，反応を見て，次の対応を考えるというような場合）
- ・ここ暫くの間の本人ないし家族とのコミュニケーションの方針（何を目指すか）
- ・社会的資源等について情報を得るための行動
- ・目下の課題について，本人の人生にとっての最善をめぐって，どのような方向を目指すか

【振り返る検討の場合】

　考え方は基本的には前向きの検討と同じですが，振り返る検討の場合は，E1 では人生にとっての最善について，事例が経過していた時点でどう考えていたか，また，今から考えるとどう考えるのがよかったかを一般には検討します．

　同様に E2 では，家族への配慮について，事例が経過していた時点ではどう考えたか，どのように対応したか，また，今から考えるとどう考え，対応するのがよかったかを検討します．

　E3 では次のような検討をするのが一般的でしょう．

- ・経過全体を振り返って，良かった点，別の対応もあり得た点を挙げる
- ・今後同様の事例に対する際に，どのような点に留意するかを検討する

リフレクション

　以上で事例検討は完了です．時間に余裕がある場合，検討を振り返って，「倫理原則を自らの姿勢として，状況把握の検討をした」，「検討点をジレンマとして捉え，それを克服する工夫をした」等，倫理的視点からの検討であったことを確認すると，倫理的検討を行ったということが実感できるでしょう．

4——益と害のアセスメント・シート

(1) 益と害のアセスメントの考え方

　検討シート最新版では，目下の事例に関して選択の候補（選択肢）間の比較をする場合に，整理して表にしてみるやり方を「益と害のアセスメント」として独立したシートにしています（図3）．この表自体は，各選択肢について益を記入する欄と害を記入する欄を設けているだけの単純なものです．

　このように表にして比べる場合，「できるだけ益が大きく，害が小さいものを選ぶ」という考え方で取り組みます．しかし，「益が大きく，害が小さい」ものと「益が小さく，害が大きい」ものを比べるのは簡単ですが，「益も害も大きい」ものと「益も害も小さい」ものを比べたり，「とても辛いが短期間で治る」と「辛くはないが，治るまで長期間かかる」とを比べたりするといったことがしばしばですので，益と害を測る際の物差しに該当する価値観をどのように選ぶかが問題になる場合も少なくありません．例えば，「痛くない（快適に過ごせる）」ことを優先するか，「眠くならない（仕事ができる）」ことを優先するか，など，本人がどちらを選ぶかで決めるしかないことが多いのです．

相応性（proportionality）

　ここで使われる考え方は「相応性」と呼ばれます．この考え方は例えば「ある状況で達成したい目標がある時，その目標を達成できる手段のうち，もっとも害が少ないものを選ぶ」のを良いとし，そういう手段を「その状況に相応している」というのです．例えば，ある痛みが通常の鎮痛薬で緩和できる場合，その鎮痛薬がその痛みに相応した対応で，麻薬系の鎮痛薬を使うのは「やり過ぎ（過剰）」だとされます．痛みが進んで通常の鎮痛薬では緩和できず，麻薬系の鎮痛薬ではじめて緩和できるような状況になると，その強い痛みには麻薬系の鎮痛薬が相応していると認められるのです．このような状況になっても，麻薬を使わず，通常の鎮痛薬のみ投与していると，今度は「やらなさ過ぎ（過少）」とされます．やり過ぎ（＝過）でもやらなさ過ぎ（＝不足）でもない，状況にちょうど相応した対応を探すのが，益と害のアセスメントの役割です．以下，記入の仕方について説明します．

(2) アセスメント・シートへの記入

選択肢

　1行ごとに一つの選択肢について記します．どのような選択肢かを簡潔に記します．すぐ左の欄には選択肢の番号を記入しておくと，区別しやすいでしょう．

〔臨床倫理検討シート〕　益と害のアセスメントシート（A1＆E1用）

選択肢	この選択肢を選ぶ理由／見込まれる益	この選択肢を避ける理由／益のなさ・害・リスク

図3　益と害のアセスメント・シート

選択肢を選ぶ理由／見込まれる益

　当該の選択肢を選ぶようにプッシュする理由を記します．すなわち，主としてこの選択肢がもたらすと見込まれる益を挙げますが，その他に「この治療は，ただ寝ていれば良いので楽だ」というようなことも選ぶほうにプッシュする要素になります．

　誰にとっての益かを明確にする記入を心掛けます．本人の益を物差しにしているはずが，いつのまにか，家族の都合が物差しになったりします．家族の都合を挙げるのはかまいませんが，本人にとっての益ではなく，家族にとっての益であることを認識しながら，選択肢の比較をします．

選択肢を避ける理由／害・リスク・益のなさ

　当該の選択肢を選ばないようにプッシュする理由を記します．すなわち，この選択肢がもたらす害や伴うリスク（有害性），選んでも益が見込まれないこと（無益性）などが主なものです．加えて，「この治療は，本人がいろいろやらないとならないので，面倒だ」といったことも，選ばない方に傾ける要素となります．益と同様，誰にとっての害かを確

認しながら，記入していきます．

ワークシートによる検討との連携

　本シートは，カンファレンス用ワークシートを使った検討の中で，必要に応じて使うことを想定しています．このことから，記入に際して次の諸点に留意します．

①　A1の検討の中で，医学的・標準的最善の判断のために選択肢の比較をすることになった場合には，当該事例の本人の身体状況（病状等）の場合に一般的に見込まれることを中心にメリット・デメリットを記します．

②　E1の検討において本ツールを使うことになった場合には，この段階までに挙げられた選択肢を比較します．この場合，メリット・デメリットは，医学的・客観的見地からのものか，本人にとってのものか，または家族他にとっての都合・好みかを区別し，各メリットないしデメリットの冒頭に〔家○〕〔医×〕等と記します．

③　すでにA1で①のアセスメントをしたが，B系列等の検討を経てE1において更なるアセスメントをすることになった場合には，本人や家族の状況や意向等に由来する新たな選択肢があれば追加し，挙がっている各選択肢に追加するメリット・デメリットを，②と同様に，どの見地からの，または誰にとっての益（害）かを区別しながら記します．

おわりに

　事例検討に際しては，事例に向かう際のケアする姿勢．したがって医療・ケアに向かう倫理的姿勢が必要ですが，臨床経験を通して蓄えられる医療・ケア従事者の実践知（臨床の言動に結びつく，ダイナミックな知恵・知識）が欠かせません．経験の少ない場合でも，本書などを読んで学び，少しずついろいろな場面に対応できるようになっていきますが，実戦経験を積んだベテランの医療・ケア従事者の知にはなかなか敵いません．であればこそ，若手もベテランも一緒になって，また多職種の臨床従事者が一緒になって事例検討をすることで，「文殊の智慧」が生まれます．はじめからうまくいくとは限りませんが，事例検討については文字通り「場数を踏む」ことが熟達への道なのです．

II

実 践 編

0──モデル事例を使った検討の実際例

　前章（概説編2）で臨床倫理検討シートを使った事例検討の進め方を解説しました。解説しただけでは、具体的なイメージがわかないでしょうから、ここ実践編で具体的事例を使い、あるグループによる検討の様子をお見せすることにします。以下では、前向きの検討の例を一つ取り上げます。

1──事例提示シート

　検討しようとする事例について、事例提供グループは、次頁の事例提示シートに書き込んだものを作成しました（この事例は複数の実際の事例を参考にしてはいますが、全体としては架空のものです）。以下、シートの内容をかいつまんで提示します。詳しくは次頁のシートをご覧ください。

【本人プロフィール】
事例の主人公はがん患者のAさん、59歳。元看護師の女性です。家族構成等、次頁の事例提示シートをご覧ください。

【経過の概要】
X年8月　子宮がんが見つかり、手術等の対応をしました。翌年再発し、抗がん剤治療を実施するも、治療効果はありませんでした。その後イレウスを併発し、イレウスチューブ挿入等の対応をしました。やがて、Aさんは、抗がん剤治療を続けてほしいという家族を説得して、緩和ケア病棟に移りました。

　やがてイレウスチューブが効かない部分の苦痛が出て経口摂取が困難になり、チューブの入れ替えが検討されました。これについて本人は当初不要としていましたが、家族の強い勧めがあり、本人はこれに応じて入れ替えを実施しました。しかし、思うような効果は得られませんでした。

X+1年10月中旬　腫瘍による全身痛が進み、Aさんは残りの日々を苦痛なく過ごすことを望んで、レスキューでの麻薬使用を選択しました。しかし、家族は「モルヒネは生命を縮める」として麻薬の使用に難色を示しました。医療者は生命を縮めることはないと説明しましたが、家族の否定的態度は変わりません。医療者は、今後本人が意思表明できなくなると、家族がオピオイドの使用に強く反対するようになり、標準的な疼痛コントロールができなくなるのではと懸念しています。

【本人の人生に関する情報】　次頁事例提示シート参照。

【分岐点】　シートに記入の経過中〔1〕とした点について：今後Aさんが意思表明で

〔臨床倫理検討シート〕　　事例提示シート

＊検討内容：前向きの検討：方針の決定／医療・介護中に起きた問題への対応

振り返る検討：既に起こったことを見直し，今後につなげる

記録者［XXXXX］　　日付［X＋1年6月〜9月］

〔1〕　本人プロフィール

A氏　59歳　女性　若い頃看護師をしていた（結婚して家庭に入る）．家族構成：夫64歳公務員，長女（25歳未婚）が同居．長男27歳既婚は同市内に在住．Aさんには弟が1人いるが，遠方で交流はあまりない．両親はすでに他界．

〔2〕　経過

X年8月　子宮がんが見つかり摘出術実施．

X＋1年6月　再発．抗がん剤治療を行ったが，副作用は強く，治療効果はほとんどなかった．

やがて，腹腔内の腫瘍増大によりイレウスを併発．絶食・高カロリー輸液・イレウスチューブ挿入．

室内歩行は可能であるが，イレウスと，腫瘍と腹水で腹部膨満強く，ベッド上で過ごすことが多かった．

同年8月　同居家族はさらに抗がん剤治療を望んでいたが，Aさんはもう苦しい治療はしたくない，最期の日々を大切に過ごしたいと，家族を説得して，緩和ケア病棟（PCU）に移った．

PCU入棟以降，しばらくは穏やかに過ごしていた．家族はAさんが好むハーブティーなどを探してきては，一緒に飲んで過ごした．飲んだ後はイレウスチューブから吸引したが，本人は経口摂取できたことで満足していた．

同年9月　腫瘍の増大により，イレウスチューブの効かない部分の苦痛が出てきたため，経口摂取を控えることを提案した．しかし家族は，飲むという唯一の楽しみを奪いたくないと，イレウスチューブを入れなおして欲しいと希望した．本人は苦しい入れ替えは希望しないと言った．

現状では，イレウスチューブの入れ替えにも患者の体力が消耗し，期待する効果が得られるとは限らず，患者も希望しないことから医療者は入れ替えない方向で進めようとした．

だが，家族からさらに強い申し出が続き，本人は折れて，「家族がそれほどまでにやりたいなら頑張る」と意思表明したので入れ替えを実施した．しかし，結果は思わしくなく，経口摂取を控えざるを得なかった．

同年10月中旬　痛みはイレウスだけでなく，腫瘍による全身痛になっていった．苦しそうな表情や，痛みの訴えによりオピオイドが必要と判断された時には，医療者はレスキューでの麻薬使用をすすめ，本人はそれを選択した．

しかし，家族はマッサージを熱心に行って，患者を楽にしようと努力した．オピオイドを投与することになると，家族は「マッサージでさっき楽になったのに」と不満そうで，本人が選択したことは止めることはなかったが，できるだけ麻薬の使用を避けようとした．「モルヒネは生命を縮めるから」という発言もあった．医療者はそういうことはないと説明をしたが，オピオイド使用への否定的態度は変わらなかった．それに対してAさんは「そういうことで我慢するのは，もう疲れた」と，苦痛がない状態を望んでいる．家族については「私は自分の状態が分かっているので，無理なことはしたくないし，モルヒネで楽になり，変な副作用はないと使ってみて分ってるんだけど，家族はなかなか分ってくれなくて，諦めないのよねえ」などと，語った

今後，本人の意識が混濁するというような状況になると，家族の発言力が強くなり，オピオイドの使用に対して否定的な意見を押し出すようになり，Aさんに標準的な疼痛コントロールをすることができなくなる恐れがある〔1〕

【本人の人生に関する情報】

・Aさんは看護師の経験があるからか，自分の状態について冷静に受け止め，医学的判断をうけて，自分の残りの人生をどう過ごすかと，前向きに事態を受け止めているようである．「身体のことについては，なんてったって医学よね」，「結局は私がどう生きたいかで決まるでしょ」．

・Aさんが家族の要で，今でも夫や子たちに頼られているように見える．夫と子たちの間のコミュニケーションをAさんが支えている．

〔3〕　分岐点

〔1〕疼痛コントロールには麻薬を使う必要があるが，家族が否定的な考えをもっており，これまでの経過を踏まえると，今後Aさんが意思表明できないようになった場合，麻薬使用が困難になる恐れがある．どのようにしていったらよいか．

きないようになると，家族が麻薬使用に強く反対することで疼痛コントロールが困難になる恐れがあります．どのように対応したらよいでしょうか．

[事例提示についてのコメント]

　事例を提示したグループは，今後の疼痛コントロールについて懸念を感じています．すなわち，現在オピオイドが必要になっていますが，家族はこれの使用に否定的です．これまでの家族の振舞いからすると，今後家族がこれの使用に強く反対することが予想されます．そこで，今後Aさんが意思を表明できなくなると，家族の意見が強くなり，これを抑えるすべがなくなると恐れています．検討に際しては，このような担当医療・ケアチームの考えを共有することから始めましょう．

2──カンファレンス用ワークシートを使った検討

　以下，事例提示シートを参照しながら，あるグループが検討し，ワークシートに記入した経緯を見ていきます．

[検討のポイント]

　事例提示の経過の最後の部分と分岐点の記述を踏まえて，検討が目指すところを記入しました．37頁のワークシートを参照（以下同様）．

(1)　A系列の検討

A1　医学的・標準的最善の判断

　医学的情報・判断について，経過を読み返し，今回の検討のポイントに関係することを枚挙し，検討しました．結果は次の通りです．

　本事例において，医療側は次のように状況および治療方針について判断している．

・子宮がんの再発後，積極的治療は有効ではなくなった段階である（再発後の化学療法が有効でなかったこと，およびPCUを希望して医療側との合意形成もスムーズに進んだとみられる経過から推測）．
・したがって，現在は，残された時間，本人ができるだけ快適に充実した日々を送れるようサポートする緩和ケア中心の対応が適切である．
・イレウスチューブの入れ替えについて，医学的には必ずしも推奨する状況ではなかった（この点は検討の話題には出たが，これをめぐる家族の対応との関連が強いので，検討をB2で行うこととした）．
・現在始めているモルヒネによる疼痛コントロールは緩和のために必要である．ここで，

家族の疑義があるために余命短縮という副作用について医学的判断を次に追記する.

・疼痛コントロールとして適切な投与をする限り，現状でモルヒネ投与が余命短縮という効果をもつことはない（また，将来本人の衰弱の進行等により，余命短縮のおそれがある事態となったとしても，本人との合意に基づいて行う限りにおいて，余命短縮のおそれがモルヒネ投与をしない理由にはならない）.

以上のように医学的判断をまとめましたが，ここで，次のような指摘がありました.

・モルヒネをレスキュー投与だけにするということがそもそも家族の否定的態度に対する配慮の結果と解される．つまり，医学的には初めから持続投与が適切で，それでも痛みが出た場合にレスキュー投与というやり方が疼痛コントロールの基本なのだから.

以上の検討内容は，要約してワークシートに記入しました（以下，同様）.

A2　医療側の対応

事例提示シートを参照しながら，これまでの医療側の対応を振り返り，整理すると共に，それをめぐって検討参加者からだされた気になる点について話し合いました．内容はワークシートに記した通りですので，参照してください.

(2)　B系列の検討

B1　本人の思い（意向）

本人の思いや希望について，まとめてみました.

・疼痛コントロールのためのモルヒネ使用については，説明に納得して選択し，痛みがとれることに満足している.
・背景にある人生についての希望：辛くなく，快適に残された時間を過ごしたい．加えて家族の気持ちもやすらぐことを望んでいる.
・「がんに対抗する治療はもはやなく，医療にできることは辛くなく過ごせるようにすることだ」と早くから理解している.

加えて次の指摘があり，これもグループとして共通の理解になりました.

・自分が快適に過ごしたいという思いだけでなく，家族の気持ちにも配慮している点に留意．家族との別れに際して，家族が納得し，別れる気持ちになれると，本人も安心するだろう.

本人の考え方にはグループのメンバーは自然に同意できたので，以上のようなまとめの
要点をワークシートに記しました．

B2　家族の思い（意向）

家族の意向をまとめ，そのベースにある思いを探ってみました．

- 疼痛コントロールにモルヒネを使用することについては，否定的である．
- 理由として「麻薬使用は余命を縮める」と思っているらしい．医学的にそういうこと
  はないと説明しても考えを変えないところからみると，単なる思い込みとは違うよう
  だ　→背景の思いを探る．
- 遡ると，本人がPCUに入ろうとした時点で，抗がん剤治療を望んでいた＆イレウス
  チューブを入れ替えることを強く望んだ　→これらに共通なのは，医療に積極的なこ
  とを求める点．すなわち，死に向かっていることを認めた上での最善ではだめで，巻
  き返しを狙って欲しい，といった気持ち．モルヒネで痛みを緩和するということが，
  死に近いことを連想させるのではないか．
- 「本人に生きていて欲しい」という強い願望を感じる．この強い思いの表出として，
  本人の現実に反すると見える家族の言動を解釈するのが適切ではないだろうか．

なお，「事例提示シートでは，《家族》と一括しているけれど，夫，長女，長男では温度
差があるのではないか」，との指摘もありました．今後の対応として，家族の個々の思い
を聴くということにも留意するという点で意見が一致しました．

(3)　C，Dの検討

C　社会的視点からの留意点

社会的視点からの留意点として「疼痛コントロールに麻薬を使用することに対して家族
が否定的である」という状況およびそれへの対応に影響する因子を探った結果，次のよう
な点が出てきました．

- 麻薬は死が近くなった人の痛みに使うものという社会通念がある　→Aさんの家族
  は本人の死が近づいていることを認めたくない　→死が近くなった人に使う麻薬は使
  いたくない．もう一つ，社会通念（麻薬は死が近くなった人のため）から因果が逆転
  した思い込みが心理的に起きる：「麻薬は死を早める＞生命を縮める」（おまじないの
  類と同様の発想）．
- 最期まであきらめず，積極的に病気に対抗するのがよい＝できるだけのことはしてく
  ださい，という通念が根強い．さらに背景にあるのは，自分のことだといろいろし

くてよいとするが，家族のことだとできるだけのことはして欲しいとなる考え方（そう考えるものだ，という通念）．

→B2　家族の思い　ここで挙げられた社会通念は，本事例における家族の言動と親和的です．家族なりの思いが背景にあるとして，それが積極的治療への傾き，麻薬に対する誤解となって表出する過程では，広く社会に流布している誤解が影響していることが考えられます．——この点，B2に戻って考えました．

D　合意を妨げている点

A2，B1，B2の検討を比べて，合意を妨げている点を確認しました．内容はワークシートに記されている通りです．

(4)　E系列の検討

E1　本人の人生にとっての最善

最初に，サポートツール「益と害のアセスメント」に，医学的評価および本人や家族の思いを併せて記入してみました．当初は選択肢として実行されているモルヒネのレスキュー的使用と不使用とが挙げられていたのですが，途中でグループ内から「持続的使用のほうが標準的で，本人には良いのではないか」という意見が出たので，これを第3の選択肢としてアセスメントを続けました．結果は以下の通りです．

	選　択　肢	この選択肢を選ぶ理由／ 見込まれる益	この選択肢を避ける理由／ 益のなさ・害・リスク
①	モルヒネ使用（レスキュー）による疼痛緩和	・痛みを緩和することができ，本人は辛くなく過ごせる．余命短縮の副作用もない ・人生の最期の時期の過ごし方についての本人の希望を満たすものであり，家族とも穏やかに過ごすことができる ［家］本当は家族も本人が穏やかに過ごせることを望んでいるはず	・レスキュー投与は，痛くなる・なりそうと判断して行うもので，疼痛が進むと，持続投与より安定性が劣る ［家］余命が短縮すると思っているため，反対の気持ちでいて，レスキュー的投与でも心おだやかでない
②	モルヒネ不使用・他の方法による疼痛緩和の努力	・医学的には見込まれる益はない ［家］マッサージその他，できるだけのことをして，本人の辛さを和らげることに参加できる ［家］麻薬使用による余命短縮なしと思って心穏やかでいられる	・耐え難い痛みの緩和はできない ・耐え難い痛みを，緩和できるのにそれをしないで，耐えなければならない ［家］本当は，本人が耐え難い痛みを苦しむのは嫌なはず
③	モルヒネ使用（持続投与）による疼痛緩和	・耐え難い痛みを，持続的安定的に緩和することができ，本人は辛くなく過ごせる．余命短縮の副作用もない ・本人の希望にも適っている ［家］①に同じ	［家］余命が短縮すると思っているため，反対の気持ちなので，レスキュー的投与に増して心おだやかでない

選択肢の益と害のアセスメント（E1検討段階）

このアセスメント結果を参考にしながら，本人の人生にとっての最善を検討しました．

・医学的妥当性と本人の人生・価値観に整合的な意向とは，一致してモルヒネを使う疼痛コントロールを人生にとっての最善としている．
・医学的推奨がモルヒネ等の持続投与であるので，その実施を目指すことが人生の観点からも最善となろう．
・モルヒネ使用について家族が否定的であるが，本人は家族が状況を理解し，最期の日々を静かに穏やかに自分と一緒に過ごす気持ちになることを望んでいると合理的に推定できる．したがって，このような日々の実現のために，また，家族のケアの必要からしても，家族の理解を目指すことが適切である．

E2 家族への配慮

E1で，本人にとっての最善のためには，モルヒネ使用による確実な痛みの緩和はもちろんですが，家族と静かで穏やかな最期の日々を過ごせる環境をつくることも重要であり，そのために家族のモルヒネ使用に対する理解を求めるという方向性がでました．B1からは家族の本人に対する強い思いから，ケアの必要性が見えてきました．これらをもとに，本人の最善を実現するために必要な家族への配慮について検討しました．

・家族の本人に対する「生きていて欲しい」「何かできるはずだ」という思いを共感的に受け止め，マッサージや以前のハーブティー（事例提示シート参照）のように，本人のためになることをしたいという思いに賛成し，また労う姿勢で向かう．
・本人が感じる耐え難い疼痛について，いかに厳しいものか，人類は最近まで克服できずに辛い最期となるケースが多かったこと，麻薬の適切な使用法の開発が辛さを取り去る道を拓いたといった面から話してみる（生命を短縮する・しないで勝負しない）．Aさんが辛さから解放されることが本人にとっても家族にとっても肝腎なことではないでしょうか，と（本人にとってのよいことを指さす）．

E3 今後の対応の方針

以上の検討を振り返りながら，今後の対応についてまとめました．ワークシートに主なポイントを記しましたが，加えて，次のような点も出されました．

・今後，どのような方針でケアをしていくかについて，ご理解を得ながら決めていきたい，として，家族の希望を聞き，それに共感を示しながら医療・ケア提供側が考えていることとして緩和ケア中心のあり方を具体的に話す．痛みのコントロールについて，家族から希望がでれば，話し合いに応じる．
・ご家族が，なお積極的治療や，死をできるだけ先延ばしにすることを希望される場合，

【作成者・作成日】

© 臨床倫理プロジェクト 2018

⬛ Start 1

⬛ Start 2

⬛ Goal

【分岐点・検討のポイント】
適切な疼痛コントロールを最期まで続け、麻薬も使えるようにしたい。家族との合意形成に向けてどのように対応するか

[A1] 医学的・標準的最善の判断
・子宮がんの再発　積極的治療は有効ではなくなった段階
→現在は、残された時間、本人ができるだけ快適に充実した日々を送れるようサポートする緩和ケア中心の対応が適切
・現在始めているモルヒネによる疼痛コントロールは緩和のために必要な対応&適切に投与する限り、余命短縮という副作用はない

[A2] 医療側の対応
・PCUで緩和ケア中心の対応をすることをはじめとして、医学的妥当性と本人の希望が一致したことを確認しながら、本人との一致点にそって対応してきた
・モルヒネ使用についても同様の方針で動いている
・積極的な治療方針を志向し、麻薬使用に消極的な家族に対して、医学的治療方針はしていても、それ以上の働きかけはしていないのではないか？

[B1] 本人の思い（意向）
・原疾患に対する治療はなく、緩和ケア中心の時期と理解
・モルヒネ使用時期については、説明に納得して選択し、痛みがとられたことに満足している
・人生の希望：辛くなく、快適に残された時間を過ごしたい&家族の気持ちもやすらぐことを望む
→家族が納得し別れる気持ちになられると、本人も安心では？

[B2] 家族の思い（意向）
・疼痛コントロールにモルヒネを使用することについては、医療側の思いは、医療側だけに過ぎるか？保持→背景の思いは？
否定的：「麻薬使用は余命を縮める」という思いの説明にもかかわらず保持
・遡って、PCU入棟⇔積極的治療の継続、イレウスチューブ入れ替え⇔希望という態度を強く選択し、本人に生きていて欲しいに強い願望を示唆　家族と一括せず個別に考える

[C] 社会的視点から
・麻薬は死が近くなって使うものという社会通念→麻薬は生命を縮めるのという思い込み
・最期までできるだけ、積極的に病気に対抗するのがよい＝対抗するのがよいこととは、というのことだけはしてください、という根強い社会通念
上の社会通念は、B2家族の思いと親和的・影響している

[E1] 本人の人生にとっての最善
・[医学的妥当性：A1] と [本人の人生・価値観と整合的な意向：B1] は一致して、モルヒネを使う疼痛コントロールによる快適な日々を人生にとっての最善としているが医学的に推奨される場合、人生の観点からもそれが最善
・本人は家族が状況を理解し、最期の日々を自分と一緒に過ごす気持ちになることを望んでいる⇒合理的に推定できる

[E2] 家族への配慮
・家族の本人に対する「生きていて欲しい」「何かできるはず」という思いを共感的に受け止め、できることをしたい思いを賞賛する
・麻薬が生命を短縮するかどうかで勝負せず、耐え難い疼痛の厳しさ、および麻薬がそこから解放できることを提示する

[E3] 今後の対応の方針
・本人に対して、最期まで辛くないようにすることを確認、モルヒネ持続投与については話題にし、本人の希望をきく
・家族に対して：ご家族それぞれの思いを表明していただける話し合いの機会を探る

[D] 合意点を妨げている点
・医療側と本人とは　結論だけでなく、理由も合わせて合意が成り立っている
・家族との間では、麻薬使用の是非だけでなく、本人の病状、今後の見込みも含めて不一致

その気持ち，その理由を傾聴し，次のカンファレンスで検討する．

以上，各項目について実際に話し合ったことを記述してみました．話し合ったことをすべてワークシートに書くとかえって分かり難くなってしまうかもしれませんので，要約をメモするつもりで記入するとよいでしょう．37頁のワークシートへの記入結果を参照してください．

おわりに

ここでは前向きの検討の事例を一つ取り上げて，実際に行った経過を再現するよう努めました．とはいえ，ここに示したのは，あくまでもあるグループが行った検討であって，決して，正解ではありません．ですから，実際の事例検討にあたっては，いろいろ工夫をしてみてください．ぶれないでいただきたいのは，「医学的に妥当な選択」と「本人の人生・価値観と個別の意向・希望」の2面をそれぞれ検討した上で，その2面を総合して「個別の状況における本人の人生にとっての最善」を検討するという骨子です．それぞれの現場で工夫を重ねると，それぞれの現場らしいスタイルが出来上がるかもしれません．それをいずれ全国の臨床倫理事例検討を進める方たちが共有できるようにシェアしていただければと期待しています．

なお，紙面の都合で振り返る検討の例は割愛しましたが，次のところに掲載していますのでご参照ください．

http://clinicalethics.ne.jp/cleth-prj/worksheet/

（清水哲郎）

1——医師が推奨できない治療を患者・家族が望むとき

①　医師が提案する医学的に最善の選択肢に対して患者・家族が同意しないとき

事例

A氏，60歳代後半男性．妻（60歳代後半）と2人暮らし．近所に長男家族（子ども2人：中学生と小学生）が住んでいる．高校卒業後，溶接の仕事に従事．50歳で独立し，会社を設立．社員30名くらいの会社ではあるが業績は順調．がんの再発後，長男に経営を任せ，引退．その後はがん治療に専念．長女（既婚）は遠方に在住．

【経過】

X年3月　嘔吐と腹痛を訴え，近医を受診し，S状結腸がん，イレウス，肝転移と診断され，B病院外科に紹介となる．4月，大腸ステントを留置し，結腸切除術を施行．5月，肝S3部分切除術を施行．7月～11月，補助化学療法．

X+1年9月　腹膜播種がみられ，再発と診断される．余命について担当医に質問し，8カ月から2年と説明を受ける．

X+1年10月～X+4年8月　3度，レジメンを変更しながら抗がん剤治療を継続．

X+4年9月　CT検査で，両側肺病変の出現，頸部リンパ節腫脹を認めたため，10月より抗がん剤を変更し，治療を継続した．

X+5年1月　多発肺転移は増加，増大し，腹膜播種は尿管に浸潤していた．直後より，新たな抗がん剤治療を開始．

X+5年3月　抗がん剤治療が奏功せず，転移病変はさらに増悪．腹痛・呼吸苦が出現し，腎機能も悪化．担当医はA氏に，別の抗がん剤が効けば症状は軽減するかもしれないと説明．A氏は治療を希望した．

X+5年4月　突然，担当医が異動．新しい担当医は，抗がん剤治療はもう限界で，効果も望めないという見解を示し，症状緩和目的で緩和ケア科を勧めた．本人は納得できず，あくまでも治療の継続を希望．妻も本人の希望を叶えてほしいという．

【本人の人生に関する情報】　X+1年の再発時に余命を聞いてから会社を長男に譲り，治療に専念することを選択した．それまで特に趣味もなく，会社を維持することが生きがいであった．約20年前に母親を肺がんで亡くした経験あり．母親は最終段階に緩和ケア病棟に入棟し，入棟直後からモルヒネが使用され，症状緩和は図られたが，会話もできない状態で1週間後に死亡した．A氏はそれ以来，緩和ケアは末期に受けるものと認識している．

【分岐点】　抗がん剤治療を続けるべきかどうか．

事例の分析

[医学的見地から]　術後の再発で，抗がん剤治療を繰り返し継続してきましたが，病状は増悪しています．適応がある抗がん剤治療はほぼすべて行われており，これ以上の効果を得ることは難しいと考えられます．また，症状の悪化もみられており，全身状態から考えても抗がん剤治療の継続は体力的に困難と判断されます．

[医療側の対応]　上記を踏まえ，担当医は抗がん剤治療がAさんにとって有効でないばかりかかえって害を与えるものと判断し，緩和ケアによる症状緩和を勧めています．

[本人の思い・意向]　以前の担当医から症状緩和は抗がん剤治療で可能と聞いたので，治療継続を望んでいます．また提示された緩和ケアを受けることは，自分が末期であると認めることになると考えているため，緩和ケアを受けたくないと思っています．前医と異なる見解を示す現在の担当医に不信感を抱いています．

[家族の思い・意向]　妻は本人の生き方を支えたいと思い，本人の希望を叶えてほしいと考えています．しかし，自宅での生活はほぼ寝たきりで，外来通院だけが外出の機会となっており，このような状況でよいのかということも悩んでいます．外来看護師が妻から話を聴いたところ，治療方針について長男夫婦には相談しているが，長男夫婦は担当医が変わってから病状の説明を聞いたことがなく，「本人の望む通りにしたらいい」，というだけとのこと．

[社会的視点から]　多くのがん治療には診療ガイドラインがあり，それに基づいて適切に治療が行われています．しかし，積極的ながん治療を終了する時期については，患者さんの個別性があるため，各医師・医療・ケアチームがケースバイケースで判断しているのが現状です．医療・ケアチームの判断が患者・家族の意向と異なる場合は，コミュニケーションを尽くして情報共有した上で合意を目指すことが，厚生労働省「人生の最終段階における医療・ケアの決定プロセスに関するガイドライン」で推奨されています．また，厚労省は早期から緩和ケアの介入を勧めています．緩和ケアは末期だけでなく早期から，身体的症状の緩和，気持ちの辛さへの対応など，がんと診断されてからの苦しみを緩和しながら，治療の遂行を支え，治療終了後の人生をも支えるものであることを，A氏とご家族に知ってもらう必要があります．

[合意を妨げている点]　医師の医学的な判断に基づく最善の方針と本人の希望に隔たりがあります．本人は自分の病状に関して不適切な認識を有している可能性があります．また，本人を支える家族も状況を十分に理解していないことが推察されます．そのため，どうすればよいのか判断できないでいるのでしょう．

方針の検討

[本人の人生にとっての最善]　抗がん剤治療の継続が本人の人生にとって意味があることなのかを検討する必要があります．かつては仕事が，今は治療継続が生きがいであるA氏に，今後の人生をどのように過ごしていくことが本人にとって望ましいのか，医療・ケ

アチームから問いかけ，A 氏とともに考えていくことが大切です．

[家族への配慮]　現状を理解してもらうことが必要です．A 氏が人生の最終段階にあることを知ってもらい，大切な残された時間をどのように過ごせばよいのかを考える必要があると思われます．

[今後の対応の方針]

【目標】　A さんにとって納得できる人生の最終段階を実現すること．それは家族にとっても悔いのない選択となると考えられます．

【方針】　まず医療者が本人と家族に対し，これまで行った抗がん剤治療の結果と現在の病状について十分に説明します．現在の病状は前医が診ていたときより悪化しており，抗がん剤治療を継続することの医学的な意味を理解してもらうようにします．そして緩和ケアの役割について，理解を得るようにします．そのうえで，A さんの人生に対する思いや希望を医療・ケアチームに話してもらい，どうすれば A さんの希望を少しでもかなえることができるか，一緒に考えます．その際，適宜，家族に同席を求め，相談に参加してもらいます．本人を中心に，本人の人生にとっての最善を考え，本人・家族・医療・ケアチームが合意できる結論を探ります．

（進藤喜予）

1——医師が推奨できない治療を患者・家族が望むとき

② 本人（成人）が適応外治療を望むとき：がん治療

事例

C氏．40歳前半の女性．都内在住，独身のキャリアウーマン．管理職．母は他界し，高齢の父親と2人暮らし．きょうだいはいない．

【経過】

3年前に乳がんと診断され，手術，術後化学療法を行ったが，術後1年で多発肺・肝転移で再発．以降，仕事を継続しながら，化学療法を3レジメンほど行うが，いずれも病勢の進行を食い止めることができず，がんは増悪．1カ月ほど前から，肝転移による肝腫大のため経口摂取量がやや減少しているが，日常生活は送ることができている．臨床検査上，中等度の肝不全（Child-Pugh分類B）を呈し，生命予後は1-2カ月程度と推定される．仕事では2カ月後の大きなイベントの責任者を任せられており，勤務を続けている．本人はわずかでも効果が期待できるのであればと，未使用の化学療法の導入を希望している．

【本人の人生に関する情報】

数年前まで結婚を考える恋人はいたが，乳がん罹患を機に別れ，以来，仕事が生きがい．高齢の父親は，がんの手術を行ったこと，現在通院していることは知っているが，本人が心配をかけたくないと，がんの再発のことは伝えていない．親戚とは疎遠であり，親友はいるが，ここのところ互いに忙しく，半年前に電話で近況を話した程度．また職場の上司・同僚にはがん治療を行っていることは伝えているが，詳しい病状は伝えていない．担当医は生命予後を伝え，今後の病状の悪化に備え療養環境を整備するよう伝えているが，仕事の多忙を理由に具体的な話は進んでいない．

【分岐点】

本人の希望通り新しい化学療法を行うべきか．

事例の分析

[医学的見地から] 治療抵抗性のがんの場合，化学療法により奏効が得られる可能性は低く，むしろ副作用による生活の質の低下が見込まれるため，投与の決定は慎重にすべきと考えられます．特に，この患者の場合は，すでに肝機能異常を認め，副作用のリスクが高いと考えられるため，医学的適応は乏しく，緩和ケアを中心とする治療方針が妥当であると考えられます．

[医療側の対応] 本人は病状を理解し，意思決定能力が十分あると考えられたため，看護師の同席のもと，生命予後や，今後の化学療法の無益性やリスクを踏まえて，今後，積極

的な化学療法は勧められない旨を伝えました.

[本人の思い・意向]　本人は医療従事者に対して「仕事が生きがいでもあり, 自らの最後の仕事となると思われる『イベント』を成功させてから, 自分の身辺整理をしたい. 今まで副作用で苦しんだ経験はあまりなく, 体調もさほど悪くないので, わずかでも可能性があるのであれば, 化学療法を受けたい」との思いがあります.

[家族の思い・意向]　父親が来院したのは手術のときだけであり, その思いは不明. 父親に十分に病状が伝えられていないため, 今後, 本人の死は父親に精神的に大きな衝撃を与える可能性があるだけでなく, 生活にも影響を与える可能性があります. 患者の家での様子や, 家族から見た患者の今までの生き方を知り, 患者と父親の双方を必要なサポートにつなげていくためにも, 父親の病状理解や思いを確認する必要がありそうです.

[社会的視点から]　厚生労働省「人生の最終段階における医療・ケアの決定プロセスに関するガイドライン」(2018 年改訂)では, 患者の心身の状態の変化等に応じて, 本人の意思は変化しうるものであり, エンドオブライフ・ケアの方針や, どのような生き方を望むかを, 日ごろから繰り返し話し合うことが推奨されています. これまでの本人と医療従事者との関係性や, 本人と医療者の間で患者の生き方やエンドオブライフ・ケアに関してどのような対話がなされてきたかが, この場面での意思決定にも影響しそうです.

[合意を妨げている点]　がんの末期に化学療法を行うことに関して, 医師の医学的判断に基づく推奨と, 本人の意向との間に不一致を認めています.

方針の検討

[本人の人生にとっての最善]　本人にとって仕事が生きがいであり, 最後の仕事の責任を全うしたいという気持ちが強いようですが, 化学療法を行うことで, 副作用によりかえってその実現を妨げる可能性もあります. 化学療法を行うかどうかという議論から一歩離れて, 時間や体力がある程度限られているなかで, どのように過ごすか, 本人の中での優先順位を整理する必要がありそうです.

[家族への配慮]　父親は, 本人と同居はしているものの, 病状を詳しく知らされていません. 今後更に病状が悪化し, 娘(本人)の入院や死という現実と向き合うことになった時の精神的な衝撃が懸念されます. 本人の意向を尊重しつつも, 一方で, 父親など周囲の人に対する思いや心配も問いかけ, 本人も周囲も納得のいくような意思決定ができるよう, 支援することも必要かもしれません.

[今後の対応の方針]

【目標】　時間が限られていることを理解したうえで, C さんが納得のいく時間を過ごせるような意思決定を支援する.

【方針】　化学療法を終了し迫りくる死を受け入れることは, 患者・家族だけでなく, 医療従事者にとってもつらい経験です. 死を回避したいという強い思いから, メリットが得られる可能性が低い化学療法や適応外の治療に, 患者や家族が過度の期待を寄せるケースは

少なくありませんが,「患者の希望」をたてに医学的に推奨されない治療を行うことについては慎重であるべきです.

　このケースでは,これまでの本人と医療従事者との関係性や,本人と医療者の間で患者の生き方やエンドオブライフ・ケアに関してどのような対話がなされてきたかを多職種チームで振り返り,それぞれの立場でどのような対応が可能か検討します.担当医は,化学療法を行うことが必ずしも本人の期待する結果,すなわち「仕事の責任を全うしたい」というCさんの希望の実現に結び付かないことを理解してもらうために,想定される生命予後や今後の病状の見通し,化学療法を行った場合,行わない場合,それぞれのメリットとデメリットなど,具体的なイメージを描けるよう,時間をとって丁寧に話します.また看護師がその場に同席し,「仕事を全うしたい」という言葉の背景にある本人の価値観を確認しつつ,本人の父親への思いも聞き取り,父親への具体的なアプローチについても本人と相談します.

(清水千佳子)

1——医師が推奨できない治療を患者・家族が望むとき

③ 家族が過剰な治療を望むとき：高齢患者の場合

事例

A氏，80歳代前半女性．同年代の夫と2人暮らし．夫がA氏の介護を担っている．夫の健康状態は心身ともに良好．長男と長女はそれぞれ家庭を持っている．家族関係は良好．

【経過】

X年6月　上行結腸がんと診断され，結腸右半切除術施行．

X+2年3月　多発肝転移による切除不能再発がんと診断され，化学療法開始．

X+5年8月　化学療法は3次治療まで行われたが，副作用による肝機能障害と原病増悪により終了．緩和ケア科を紹介されたが，家族が同意せず転院．

X+5年9月　化学療法の継続を希望して当院へ転院．面談時の本人・家族の語りは次の通り．

　　　　本人「夫には，今でも一生懸命介護してくれて申し訳なく思う」，「家族が応援してくれているので，私が治療を投げだすわけにはいかない」，「家族のために頑張って治療を受けた方が良いのか，悩んでいる」．

　　　　夫は「これまで妻は文句ひとつ言わず，すべてのことを担ってくれた．だから今度は，妻のために自分が頑張らなければ」，「頑張っていれば新しい治療法も出てくるのではないか」．

　　　　長男と長女「お母さんには生きていて欲しいし，お父さんの気持ちも叶えてあげたい．お母さんの気持ちを第一に考えるべきだが，頑張っているお父さんの手前，なかなか言い出せない」．

　　　　転移巣増大による右側腹部痛と肝機能障害，肺転移，中等量の腹水貯留があり腹膜播種を疑う．

X+5年6月から排泄や移乗には介助が必要となり，X+5年9月現在，1日の大半を臥床で過ごす（PS＞3）．認知機能は正常．

【本人の人生に関する情報】　本人は「これまで幸せに生きてくることができたので思い残すことはないけど，あとに残るお父さんのことが心配」と長女に話している．

　夫は結婚後から仕事一途で，家庭や子どものこと，夫の父親の長年にわたる介護（故人）に至るまで，妻であるA氏に任せっきりだったと言っている．

【分岐点】　今後の治療方針をどうすべきか．家族が積極的ながん治療を希望しているとき，緩和ケアをスムーズに導入するためにはどのようにすべきか．

事例の分析

[医学的見地から]　A氏はがん末期の状態です．大腸がん治療ガイドライン（大腸癌研究会2019年版）および高齢者総合機能評価やフレイル評価（日本版－CHS基準）からも，化学療法の適応はなく，緩和ケアが妥当であると考えられます（日本臨床腫瘍学会／日本癌治療学会「高齢者のがん薬物療法ガイドライン2019年」）．

[医療側の対応]　医学的なエビデンス（evidence）を踏まえて治療方針を立てることが基本なので，A氏の医学的な状態と積極的な治療法の医学的適応について，再度，本人と家族に説明することを試みています．そのうえで，A氏と夫のナラティブ（narrative）を聞くことに力を入れようとしています．病いに対する思いや死生観，A氏夫婦のお互いへの思いや家族への気持ちなど，narrative-based medicine（NBM）のアプローチによって，A氏の人生の最終段階を本人らしく生ききってもらえて，家族も納得するように支援したいと思っています．

[本人の思い・意向]　積極的治療の継続に対して本心では迷いがあるようです．ただ，夫が一生懸命介護してくれていること，子どもたちも応援してくれていることから，「私が治療を投げだすわけにはいかない」と語っています．

[家族の思い・意向]　夫はこれまで仕事一途で，家庭のことは万事をA氏に任せっきりだったので，「今度は，妻のために自分が頑張らなければ」と思い，積極的治療に期待しています．長男と長女は，父母双方のことを思い，「お母さんの気持ちを第一に考えるべきだが，頑張っているお父さんの手前，なかなか言い出せない」と父の気持ちに反する意見を表明できないでいます．

[社会的視点から]　厚生労働省の「人生の最終段階における医療・ケアの決定プロセスに関するガイドライン」（2018年改訂版）は，患者の意見を尊重し，医療・ケアチーム側と患者・家族側は十分な話し合いに基づき意思決定することを推奨しています．その際，医療・ケアチームにとって，患者の意思を尊重することは最重要ですが，家族の理解を得ることも重要であり，当事者間の合意形成を目指して努力するプロセスを大切にすることが求められます．

[合意を妨げている点]　医療・ケアチームとA氏と夫，子どもたちの間で，病状認識や治療全般に対する理解に乖離があります．また，本人が夫の気持ちを斟酌するあまり，自分の気持ちを表出できていません．夫は，A氏に対するこれまでの負い目から贖罪の気持ちを根底にもち，それが積極的治療の継続要望につながっていると思われます．

方針の検討

[本人の人生にとっての最善]　病状と本人の意思から判断すると，本人と夫，子どもたちがともに納得して緩和ケアを選択できることが最善と判断されます．

[家族への配慮]　夫の気持ちを尊重しながら，家族の病状理解を促進し，最善の治療・ケアを夫と子どもたちと共に考える姿勢を医療・ケアチーム側が示します．治療選択の責任

が，個人の負担にならないように配慮します．

[今後の対応の方針]

【目標】　患者が残された人生を苦痛無く過ごせるようにします．患者と家族が納得して治療を受け，亡くなった後に残された家族が，その選択について後悔しないように準備します．

【方針】　夫の気持ちを尊重しつつ，A氏の全身状態では化学療法の継続によって生命予後が短縮し生活の質が低下する可能性が高いことを，医学的根拠を踏まえてわかりやすく説明し，積極的な治療の継続が本人のためにならないことを理解してもらいます．

　　また，A氏が自分の率直な気持ちを夫や子どもたちに話せる環境をつくるために，臨床心理士などの第三者が介入して，話の道筋を整理しながら，気持ちを表出しやすい環境を作ります．夫のA氏に対する贖罪意識を払拭するために，これまでの献身的な努力や気持ちを評価して，家族や医療・ケアチームから夫に対して感謝や労いの言葉を伝えます．

　　そのうえで，患者と家族のナラティブを傾聴し，A氏と家族の人生の物語りを理解しつつ，個別的な価値観や希望を医療・ケアチームも共有し，本人らしい人生の集大成支援のための医療・ケアに繋ぐことができるようにします．家族によるケアのあり方もナラティブをベースに検討します．特に高齢者医療では，本人が家族の気持ちを斟酌（しんしゃく）することで，本人の意思よりも家族の意思が優先される場合があるため，NBMは患者の心底を窺い知るうえで有益なアプローチとなります．

（吉田　良）

2——患者・家族が生存期間の延長を望まないとき・拒否するとき

① 本人（成人）が望まないとき：透析療法

事例

A氏，80歳代後半女性．夫とは20年前に死別しており，東京で1人で生活している．子どもは3人（長男・長女・次女）おり，それぞれ首都圏で家庭を築いている．長男は30年ほど疎遠であり，隣県に住む長女（既婚・歯科医）が主たる支援者である．

【経過】

X年　腎硬化症のため末期腎不全となり血液透析を導入した．以後，Y病院にて外来維持透析を行っていた．

X＋7年7月　肺炎のため入院．入院中に心不全を併発した．集中治療も行ったが，全身状態は悪化した．経口摂取も困難となり，人工的水分・栄養補給として経管栄養を開始した．

X＋7年8月　最終段階である本人の身体への負担軽減のため，医師は血液透析の見合わせを長女へ提案した．

【本人の人生に関する情報】　X＋7年頃から身体機能の低下が進行しており，外来血液透析に通院することも負担に感じていた．また，自分は十分に生ききったので長く延命されることは希望しないと普段から言っていた．

【分岐点】　血液透析を継続すべきか．

事例の分析

[医学的見地から]　A氏は末期腎不全に対して維持透析を行っている患者の肺炎・心不全の末期です．経口摂取が不能であり，人工的水分・栄養補給からの離脱が困難という状態からは，身体的な負担軽減のためには血液透析の見合わせが医学的に適切と判断されます（日本透析医学会「透析の開始と継続に関する意思決定プロセスについての提言」2020年参照）．

　血液透析を見合わせることは，維持透析患者にとって，2週間から1カ月程度で死に至ることを意味します．一方で，A氏の状態に鑑みると，血液透析を継続することによって，これよりも長く生きることができるかどうかは不明です．

[医療側の対応]　上記の医学的判断に基づき，主治医はキーパーソンである長女だけではなく，疎遠となっていた子どもにも連絡し，血液透析の見合わせについて提案しました．

[本人の思い・意向]　いまはせん妄状態にあり，正常な意思決定ができる状態ではありませんが，時折，意識清明となった際には「今日は透析はお休みします」と発言するなど明確な拒否の意思表示があります．もともと血液透析を継続することを負担に感じていたこ

とを踏まえても，血液透析の見合わせを希望していると推定できるでしょう．また，「可能であれば住み慣れた自宅へ帰宅したい」という意思も聴取できました．

[家族の思い]　入院当初，長女は治癒の見込みがあるのであれば，治療を継続したいと希望していましたが，病状の悪化を日々見ていく中でA氏の意向に沿っていきたいと考えるようになってきています．その他の子どもたちはA氏からそれぞれ別個に意向を聞いたことはあったものの，普段A氏と密接に関わっているわけではないので，子どもたち同士で話し合ったことはありませんでした．

[社会的視点から]　日本透析医学会の提言は，血液透析の見合わせを検討する状況とはどんな場合か，またその場合にたどるべき意思決定プロセスはどういったものかということについて，指針を示しています．上記の提言では，血液透析の見合わせを検討する場合には，患者・家族の意向を尊重し意思決定プロセスを適切に進めること，及び，一度見合わせた血液透析の再開を状況に応じて検討することの両方が必要になります．

[合意を妨げている点]　兄妹間で母親であるA氏に対する距離感・関係性が異なっている点が，合意形成の妨げとなり得ます．

方針の検討

[本人の人生にとっての最善]　医学的に最善な判断を踏まえて，本人の推定意思を尊重します．A氏の場合，「本人の苦痛をできるだけ少なくする＝血液透析を見合わせる」ということで不一致はないといえるでしょう．A氏の推定意思に沿って，血液透析の見合わせをすすめるにあたり，家族の意向はどうでしょうか．

[家族への配慮]　長女の「母の意向に沿って」という気持ちは，身近で長年にわたり共感的に母親のケアをしてきた支援者の自然な気持ちかもしれません．一方で，疎遠だったその他の兄妹にとっては今回の一連の出来事は突然のことであったかもしれず，意思決定のために時間が必要と思われます．家族全員に現在の医学的状況を共有してもらい，長女が家族内で孤立しないように意思決定を進めていくべきでしょう．

[今後の方針]

【目標】　A氏の人生の最終段階にあたって，本人の推定意思に沿って血液透析を見合わせ，苦痛の少ない最終段階を実現することが目標です．そのために兄妹の意思の統一を図ります．

【方針】　血液透析の見合わせに向けて，3人の子どもを一同に集めて，主治医から病状についての説明を行い，支援者としての考えをまとめてもらうこととします．

　その際に血液透析がA氏の身体に与える負担と血液透析を見合わせることで予想される予後の両方を医学的観点から説明します．また，A氏の身体の状況を見て透析を再開することも可能であることを伝えます．

　最も身近で献身的にケアを続ける長女に対して共感しねぎらい，その事実を他の兄妹とも共有することで長女が家族の中で孤立しないように配慮し，家族間で意思決定を進めや

すい状況を作ります.

[**その後の経過**]　医療者，家族との話し合いの末，血液透析は従来行っていた週3回ではなく，日々の医学的状況を家族と話し合いながら決定することとしました．A氏が希望していた自宅への一時外出も叶い，兄妹の間には母に対して可能な限り尽くすことができたという実感も得られたようです．A氏は透析治療を行わなくなった8日後に死亡しました．

（安部　樹・石橋由孝）

2──患者・家族が生存期間の延長を望まないとき・拒否するとき

② 高齢患者の意思が不明ななか，家族が患者の治療を拒否するとき

事例

80歳代前半の女性．乳がんの既往あり．ADLは自立しているが，軽度認知症を認める．中等度認知症の夫と2人暮らし．長男夫婦は近居だが両親の世話はあまりしていない．長女（既婚）は遠方在住だが両親の面倒をみるために頻繁に実家を訪問．

【経過】
今回，大腸がんのステージⅢと診断された．他臓器への転移はないものの，このまま放置すると腸閉塞を来たすため，担当医は手術での切除を勧めた．その際，「合併症の1つとして，1-2%の頻度で縫合不全のリスクがある．万が一，腹膜炎を合併した際は，緊急手術・人工肛門（ストーマ）造設が必要になる」と説明．長女からは，「手術には同意するが，ストーマ造設には同意できない」との申し出があった．

【本人の人生に関する情報】　普段から「お父さんより先には死ねないね」と言っている．3年前に夫が胃がんと診断された際には，「命が助かるなら手術を受けた方がいい」と説得していた．

【分岐点】　長女の意向で大腸がんの手術を断念してもよいか．

事例の分析

[医学的見地から]　腸閉塞の合併が予測されるステージⅢの大腸がんでは，通常は手術が選択されます．

[医療側の対応]　高齢だが体力的には問題がなく，担当医は手術による腫瘍の切除が最善と判断しています．しかし，合併症発症時の対応も含めて同意が得られなければ手術には踏み切れないと考えています．

[本人の思い・意向]　長女の意向で，詳細な病状は本人に説明されておらず，本人の意向は確認されていません．しかし，本人は夫の介護に尽くしており，7年前に乳がんを発症した際も，「お父さんのことが心配なので，手術でもなんでも受けて長生きしたい」と言っておられたようです．

[家族の思い・意向]　長女は手術自体には反対ではありませんでした．しかし，インターネットなどの情報から母親にはストーマ管理は難しいと判断し，腹膜炎合併時のストーマ造設には反対しています．なお，長女は他人が実家に出入りすることを快く思わず，これまでも介護サービスの受け入れを断ってきました．一方，長男は，姉に両親の介護を任せている引け目からか，関与には消極的です．

[社会的視点から]　認知症を合併しているという理由のみで，一律に判断能力がないと決

めてしまうことは倫理的に問題があると思われます．認知症患者であっても，その程度によって理解力も判断能力も異なっていることから，意思決定能力の評価と適切な支援が必要です．社会福祉サービスに関する十分な情報を本人や家族に提供することも大切です．

[合意を妨げている点]　手術自体のリスクよりも，ストーマ造設による術後の介護の問題を不安に思い，長女は手術を受け入れることができないようです．

方針の検討

[本人の人生にとっての最善]　このケースでは，医療者と患者家族（長女）との話し合いは何度もなされてきたものの，残念ながら本人の声には耳を傾けていませんでした．家族も医療者も，認知症を理由に本人には理解力も判断能力もないと捉えていますが，本当にそうでしょうか．本人にも十分な説明を行い，まずは本人の意向を確認する必要があるでしょう．

　高齢の認知症患者では，ストーマの管理は確かに難しい面があります．しかし，担当医が懸念しているように，腸閉塞を合併すると生活の質も全身状態も一気に悪化することが予想されます．年齢を考慮すると根治を目指す治療は難しいかもしれませんが，今後もQOLを維持していくためには，腫瘍切除は本人にとって利益があると思われます．

[家族への配慮]　長女は次第に担当医の説明に耳を傾けなくなり，医療スタッフも対応に苦慮していました．しかし，すでに長女は自分の生活を犠牲にしてまで両親の介護にあたっており，両親への思いは伝わってきます．キーパーソンである長女への適切な支援も解決の糸口になるように思われます．

[今後の対応の方針]

【目標】　患者は夫の介護を生きがいとしており，自分が夫の最期を看取りたいというのが，かねてからの望みでした．長女もその気持ちは理解しており，実現させてあげたいとの思いは一致しています．

【方針】　認知症のため判断能力はないと決めつけてしまうのは，本人を人として尊重する対応とはいえません．認知症の程度に応じて本人が理解しやすい平易な言葉や図などを用いながら，現在の病状と治療法について説明し，本人の意向を尋ねてみるべきと思われます．たとえ明解な回答が得られなかったとしても，本人の「夫の最期を見届けたい」との思いに応える支援が必要と思われます．これまで，長女が両親の介護を一手に引き受けてきたようですが，長男夫婦の協力も必要となるでしょう．また，長女もこれまで介護サービスを受けることを拒んでいましたが，1人で背負うことによってかえって両親への介護が不十分になることを理解していただき，訪問看護師による装具交換や皮膚トラブルへの対応のほか，訪問介護の活用などを含め，介護体制を整えて支援していくことが本人にも家族にも大切であることを共有していただく必要があります．

　本事例では，患者のみならずキーパーソンである長女にも医療・ケアチームとして寄り添う姿勢を見せることで，コミュニケーションの深まりが得られるように思います．

（山﨑宏人）

2——患者・家族が生存期間の延長を望まないとき・拒否するとき

③ 親・家族が小児の治療を望まないとき

事例

Kちゃん，3歳女児．両親と5歳の兄と4人暮らし．成長・発達に問題なく過ごしていた．

【経過】

X年1月　インフルエンザ発症．高熱を出し，痙攣重積・意識障害をきたし，小児救命センターへ救急搬送された．インフルエンザ脳症の診断にて人工呼吸器療法も含めた集中治療を受け，一命をとりとめた．

X年3月　インフルエンザ脳症後遺症のため，運動障害（自力で移動困難），知的障害（有意語消失）を残した．嚥下障害により経口摂取が難しく，胃瘻造設をして退院．

X年10月　嚥下障害と排痰困難により，痰や唾液が喉に貯留し，誤嚥性肺炎のため，半年間で2回入院加療．その都度，集中治療を行い，回復したが，以後も間歇的に努力呼吸がみられている．

Kちゃんの呼吸障害に対し，主治医は気管切開（＋喉頭気管分離）が必要と伝えたが，両親はこれ以上侵襲的な治療は望まないとの意向を示した．

【本人の人生に関する情報】　インフルエンザ発症前は，アンパンマンが大好きで将来はパン屋さんになると言っていた．今は，母親の声かけや抱っこで笑顔が見られ，ときに発声がある．不快な刺激に対しては苦悶表情を浮かべ，ときに体を突っ張らせる．

【分岐点】　気管切開はKちゃんにとってどのような意義があるのか．

事例の分析

[医学的見地から]　明確な予後の予測は難しく，呼吸管理による長期生存が望める一方で，常に突然死のリスクと背中合わせです．現時点でのKちゃんの呼吸障害に対し，気道の確保，および日常的な息苦しさを緩和するためには気管切開をすることが解決策になります（また誤嚥防止のためには，同時に喉頭気管分離を行うとより効果的です）．

[医療側の対応]　今までの経過と現状を踏まえ，主治医は両親に気管切開を提案しました．

[本人の思い・意向]　知的障害を伴った3歳の小児であり，医療に関わる明確な意思表示はできませんが，お母さんの抱っこを喜び，不快は表情で示します．この本人を主眼に，家族と医療者が協働して代理意思決定をしていくことになります．

[家族の思い・意向]　両親は，気管切開は望んでいません．今までも肺炎になっても治っているし，気管切開すると声が出なくなると聞いている．障害を得た上に，何度も体に負

担を強いて治療を続けることは見るに忍びず，本人の安楽を考えると，これ以上の介入は希望しない，と言っています．両親が，気管切開術の目的や我が子の障害をどのように捉えているか，もう少し詳しく知る必要がありそうです．

　両親は，Kちゃんのインフルエンザ感染を防げなかったことを悔いており，我が子の今後の方針を決めることに強い責任を感じています．また繰り返す入院生活などのためにKちゃんの兄に寂しい想いをさせていることも気にかけています．さらに父親は，Kちゃんの介護をし続けなければならない家族の負担が大きいことも心配しています．

[社会的視点から]　日本小児科学会の話し合いのガイドラインは，子どもの最善にかなう方針を見出すために，医療・ケアチームと家族とが繰り返し話し合う過程を重視しています．様々なガイドラインにて，生命維持に関わる治療の差し控えが検討され得るのは，治癒不能・末期・人生最終段階であるとされていますが，Kちゃんの現状は末期といえるのか，今回の気管切開術はKちゃんにとり差し控えが許容され得る生命維持治療なのか，医学的事実に基づき，十分な検討が必要です．また，代理意思決定に際し，患者の障害や介護に関わる家族の負担等がその意向にもたらす影響についても認識する必要があります．社会的なコンセンサスや支援体制が脆弱であり，現場での個別の熟慮が求められています．両親と医療者の間の話し合いの場には，第三者的立場のメンバーも含め，関わる多様な立場の人々が参加することが重要です．

[合意を妨げている点]　医師が，医学的な状況を踏まえ，Kちゃんが安全かつ安楽に過ごせるために提案した方針と，両親の意向の間に不一致がみられます．気管切開という技術的介入の意義，障害の影響，家族の負担などについて，それぞれの認識を共有・整理し，話し合いを続けたほうがよさそうです．

方針の検討

[本人の人生にとっての最善]　少しでも苦痛なく，心地よく，Kちゃんらしい時間を過ごせることが大切だろうと考えられます．幼いKちゃんの代理意思決定においては，家族や医療者は子どもの代弁者として，本人に主眼を置き，話し合いを通じて最善の方針を見出すことが求められます．一方で，理想的な「子の最善の利益」を追い求めるあまり大人同士の価値的議論に終始し，Kちゃんの生きる権利や，危険や苦痛から守られる支援が軽んじられることがないよう心に留める必要があります．

[家族への配慮]　気管切開をした場合，しない場合に，Kちゃんにどのような利益・不利益がもたらされるのか，今後予測される病態の軌跡を意識しながら丁寧に説明することが重要です．誤嚥性肺炎は重篤化し得ること，気管切開は誤嚥性肺炎を予防する処置であり，同時に現在のKちゃんの呼吸苦を緩和する手段ともなることを改めて伝える必要があるかもしれません．同時に，医療者間で今一度，気管切開を行わずに，より侵襲性の低い方法で経過を見守る代替の方針がないかどうか検討することも大切です．また，Kちゃんと兄の育児・介護負担やそれらサポートについても十分に情報交換する必要がありそうで

す．これらのことにより，両親の希望・不安・責任感など複雑な想いを受け止めつつ，Kちゃん本人を主眼にした最善の方針を見いだしやすくなるのではないでしょうか．

[今後の対応の方針]

【目標】　Kちゃんが，安寧に，家族と共に暮らしていけることをゴールに，医療介入の在り方と在宅でのサポート体制を検討していくことを目指します．そしてKちゃんが本人らしく，持てる命を全うすることを支えることを通じて，両親も家族としての幸せを感じられるよう支援できれば理想的です．

【方針】　両親には，気管切開により，今後の急性呼吸障害のリスクと努力呼吸を軽減し得，それにより，Kちゃんが日々家族との相互のやりとりのなかでより安全かつ安楽に暮らせるようになることが期待されることを伝えます．両親の不安や負担を慮りながら，社会で批判的に指摘されているような，本人に益をもたらさない延命治療とは性質が異なることを説明します．また，訪問看護やレスパイトなど多様な社会のリソースの利用を勧め，家族の負担軽減にも積極的に努めます．医療ソーシャルワーカーがその地域で利用できる制度・施設・組織を紹介できますし，両親の希望があれば，同様に気管切開をしながら自宅で暮らしている子どもとご家族を紹介し，現実的な迷いに答えてもらうこともできます．

　一方で，重篤な病態と障害を抱える我が子の最善の利益とは何かと問うことは，社会側の態度も影響する難しい課題であり，この価値的な議論については一般化できる唯一絶対の正解はありません．その時々に正しい医学的・客観的な事実を踏まえながら考えを尽くすことを重ねていきます．今後，例えば呼吸障害が進行し，人工呼吸器の導入の是非の検討が必要になった際には，そこであらためて，どのようにKちゃんのいのちの道のりを支えていくとよいのか，関わる人々の間で議論することになります．ひとつずつの医療介入に関する判断は，その子どもや時期による個別性が非常に高いことを伝え，今後も医療者も共にKちゃんの代弁者として模索と対話を続けることを保証することも重要です．

（笹月桃子）

3——意向／価値観等が対立するとき

① 医師が提案する医学的に最善の選択肢に対して患者が同意しないとき

事例

A 氏，70 歳代前半男性．家族：妻（60 歳代後半），長男 30 歳代後半（県外在住で独身）．

【経過】

X 年 9 月　B 病院で下咽頭がん（扁平上皮がん，T4a，ステージ IV）と診断され C 大学付属病院に紹介された．

食道浸潤による狭窄と出血，喉頭浸潤による気道狭窄症状が進行し，担当医（耳鼻咽喉科）である D 医師に気管切開術を勧められたが，患者本人が拒否し，退院となり外来通院となった．

退院 1 週間後，体動時の呼吸困難と血痰があり，再入院となった．呼吸時にヒューヒューと気道狭窄音が聞かれるようになり，ステロイド投与で何とか症状を落ち着かせていた．再度 D 医師が A 氏に気管切開を勧めたが拒否した．病状の理解はあり，急変時の心肺蘇生術の希望はなかった（DNAR）．

入院 2 日後，A 氏は「苦しまず，静かに最期を迎えたい」と E 病院の緩和ケア病棟への転院を希望したため，E 病院緩和ケア科の F 医師に紹介された．

入院 5 日後，妻が E 病院の緩和ケア外来を受診した（A 氏は受診せず）．緩和ケア科の F 医師は紹介医 D の意見と同じで気管切開が第一選択であることを，自らの経験に基づいて妻に説明した．

妻は，「本人の意向に沿いたいが，会話をしても，眠っていても呼吸が苦しそうで，見ているのが辛い．どうしたらいいかわからない……」と面談時に涙していた．気管切開に反対しているわけではないことが確認できた．

妻からの情報では，A 氏は「俺は十分生きてきた．自分の人生の最期は緩和ケア病棟で，苦しくなく迎えたい」という希望であった．

【本人の人生に関する情報】　会社経営者であった．引退後は師範として剣道の指導を生きがいにし，妻とペットの犬との穏やかな生活を大切にしてきた．

【分岐点】　本人の苦痛を緩和するために気管切開を選択すべきかどうか．

事例の分析

[医学的見地から]　A 氏は下咽頭がん末期で上気道閉塞が日々進行しており，気管切開（一般的には局所麻酔で数十分で終了）を行わないと早期に気道閉塞（窒息状態）となり，耐えがたい苦痛（治療抵抗性の苦痛）のため意識低下を伴う持続的深い鎮静*1 をせざる

を得なくなるでしょうが，残りの日々をできるだけ快適にすごすことを目指す方針が標準的です．そのためには気管切開による呼吸状態の改善，苦痛の緩和が緩和ケアの視点からも最善の選択と考えられます．

*1 日本緩和医療学会ガイドライン統括委員会編集『がん患者の治療抵抗性の苦痛と鎮静に関する基本的な考え方の手引き 2018 年版』金原出版，2018 年．

[医療者側の対応] 担当医のD医師はA氏に気管切開を勧めました．緩和ケア科のF医師も自らの経験も踏まえ妻に気管切開を勧め，A氏を説得してもらえないかと話をしました．

[本人の思い・意向] 自分の病状は理解した上で，化学療法，放射線治療や気管切開などの身体に侵襲的な治療は希望せず，緩和ケア病棟でできるだけ苦痛を緩和して安らかに最期を迎えたいと考えています．

[家族の思い] 妻は本人の意向を尊重したいが，呼吸困難の進行による苦痛表情を見ているのは辛く，気管切開を拒否はしないが，A氏と医師の治療方針の間で迷っています．

　長男は県外在住で，面会は週1日ぐらいが限界であり，A氏の日々の変化は妻から伝えられており，気管切開の目的を理解していますがA氏の意向を尊重したいと思っています．

[社会的視点から] 上気道閉塞による急速な呼吸不全に対する気管切開術は緩和ケアのガイドラインや，緩和ケアの教科書*2 には明確に位置付けられていませんが，一般の臨床現場では，気管内挿管などの気道確保が困難な場合に行われます．

*2 日本緩和医療学会編集『専門家をめざす人のための緩和医療学［改訂第2版］』南江堂，2019 年．

[合意を妨げている点] 医師が医学的な判断に基づく最善と考えている方針（気管切開による呼吸困難の緩和）と，A氏の希望（侵襲的な手段をせずに，緩和ケア病棟で安らかに最期を迎えたい）との間に不一致が見られます．

方針の検討

[本人の人生にとっての最善] 気管切開によって呼吸困難が緩和されれば，その後，がんの進行による他の身体症状はオピオイドを中心とした治療で緩和が可能と思われ，病状の進行を見ている家族の辛さも軽減され，1カ月ぐらいは家族との有意義な時間をすごすことができると思われます．本人の「苦痛なく過ごしたい」という希望にも適っているため，「侵襲的」な手段を嫌がる点について本人の理解が深まれば，気管切開について合意に至ることが可能でしょう．

[家族への配慮] A氏の説得をお願いするのは妻にとっては精神的負担かもしれませんが，患者の闘病生活を1人で支えてきたことをねぎらい，日々進行する患者の症状を目の当たりにしている辛さを十分に傾聴し共感したうえで，前述の医療者の考えを丁寧に伝える必要があります．また早急に長男とも相談することが必要と思います．

［今後の対応の方針］　まず，担当医 D 医師は A 氏に対し，妻も同席の場で，気管切開を拒否する理由に関して改めて考えを聴き，本人が希望する最期の期間の過ごし方を一緒に検討する姿勢を示します．

　そして D 医師は本人と妻に対し，医学的には気管切開は呼吸状態を改善する可能性が最も高い治療なので，残された時間をできるだけ苦痛なく有意義に過ごすことがその目的であると説明します．また，気管切開しない場合は，ステロイド，オピオイドなどの薬による治療で症状改善を目指しますが，それでは効果が不十分になる恐れがあること，その際は持続的深い鎮静を要する可能性を説明し，A 氏と家族にとってそれがどのような時間になるのか，十分説明します．

　F 医師から妻に対し，A 氏を気管切開に向けて励ましていただくようお願いします．さらに F 医師から A 氏に緩和ケア医としての経験を踏まえて，気管切開はこれからの時間を辛くなくするためなので，これをしないほうがより「侵襲的」である点を説明します．

（畠山　元）

3──意向／価値観等が対立するとき

② 患者と病棟看護師の間

事例

A氏，50歳代後半，男性．家族：妻（50歳代前半），長男・次男4人暮らし（高校生・中学生）　職業：トラック運転手，妻はパートをしている．

【経過】

20XX年5月　仕事中に左半身に力が入らなくなり，救急搬送され，右脳梗塞と診断されて，脳外科病棟に入院した．

　入院3日目，左半身に軽度麻痺と感覚障害があるが，上下肢の運動や杖歩行訓練などリハビリが開始される．右半身感覚麻痺による手足のしびれや脱力があり，歩行時に跛行がみられた．A氏は，出来るだけ自分のことは自分でやりたいと考えており，トイレに移動しようと1人で立ち上がり，転倒しそうになることがあった．病棟看護師は，A氏にトイレ移動時は，転倒予防のためにナースコールを押すことや，離床マットセンサーの必要性を説明し，嫌だという意思表示がなかったので，同意を得たと思い，センサーを設置した．

　入院5日目の夜，1人でトイレに行こうと，離床マットセンサーを避けて，歩こうとしているところを病棟看護師が目撃．病棟看護師は，A氏に移動時はナースコールをして欲しいこと，トイレに看護師が付き添う必要があることを伝えた．

　A氏は，「呼んでもすぐに来ない．この前は10分以上待たされた．トイレが近いし，呼ぶのも悪いと思うんだ．仕事にも早く戻りたいし，動けるようになったから1人でも大丈夫だ．いつまでこんなものを付けさせるんだ」と怒りを表出し，不機嫌なままトイレ後に部屋に戻った．

【本人の人生に関する情報】　会社が不景気で長期休暇がとれないこと，子供の学費なども心配しているという情報あり．

【分岐点】　A氏は，病状がある程度回復してきていることから，1人でトイレまで歩きたい思いがあり，ナースコールを押すことや離床マットセンサーがあることに不快な思いをしている．どのように対応すればよいだろうか．

事例の分析

[医学的見地から]　A氏は，治療効果があり動けるようになりましたが，右脳梗塞による左上下肢の感覚障害や，軽度の運動麻痺が残存しており，歩行時に跛行や膝折れがあり，転倒リスクが高い状態です．この時期は，現在の状態や今後の成り行きに対する不安や焦りから，自己概念や自尊心への脅威を振り払うために，自分の力を確認しようと，主治医

に指示された安静度以上の活動や禁止された行為をとることがあり，転倒リスクが高まることが予測されます．そのため，医学的見地からは転倒予防を目的として，Aさんの歩行時に，看護師の付き添いや離床マットセンサーの使用をすることがあります．

[医療側（病棟看護師）の対応]　病棟看護師は，A氏が脳梗塞の回復期で，歩行時の跛行があり，転倒リスクが高いことを心配しています．病棟看護師は，主治医と転倒予防について話し合い，1人で歩行して転倒しないように，離床マットセンサーを設置して，確実に付き添い歩行ができるように対応しています．しかし，A氏が離床マットセンサーを避けて歩こうとするために，転倒予防対策を強化しなくてはいけないと考えています．

[本人の思い・意向]　脳梗塞の後遺症や筋力低下があり，早期回復や社会復帰を目指して，ADLを向上させたいという思いが強く，その思いを病棟看護師にくみとって貰えていないと感じています．また，トイレのたびに，病棟看護師を呼ぶことに申し訳ないという思いと，ナースコールを押しても待たされることへの苦痛や，転倒リスクがあると判断されて，離床マットセンサーを使用されていることから，病棟看護師に信用されていないと感じていると推測されます．

[社会的視点から]　病院内で患者が転倒・転落した場合は医療事故になるため，転倒・転落のリスクが高い場合には，やむを得ず身体拘束をする場合があります．その一方で，身体拘束は基本的人権や人間の尊厳を守ることを妨げる対応であることから，日本看護倫理学会の「身体拘束予防ガイドライン」では，身体拘束をしない安全策について検討することが示されています．離床マットセンサーの使用は直ちに身体拘束に該当するものではありませんが，患者の行動を監視するという点では同様の問題を含んでいます（日本看護協会「〈看護実践情報〉安全確保と倫理」https://www.nurse.or.jp/nursing/practice/rinri/text/basic/problem/anzen.html 参照）．

[合意を妨げている点]　A氏と看護師の間で転倒リスクが高いことは共有されていますが，転倒予防対策について意見の相違があります．

方針の検討

[本人の人生にとっての最善]　A氏は，早期回復や社会復帰を目指して，「1人で歩けるようになりたい」という希望があります．病棟看護師も，転倒予防をすることがA氏の早期回復に繋がると考えており，目標は一致していました．しかし，転倒予防の対応策として，離床マットセンサーを使用したことで，A氏は，自由に1人で歩けなくなり，不便さやストレスを感じることになりました．A氏の転倒リスクという問題だけにとらわれず，A氏が早期回復を目指し，「1人で歩けるようになりたい」という希望を受け止め，A氏と共に離床マットセンサーを使用しない対応策を検討することが，A氏にとっての最善に繋がると考えます．

[今後の対応の方針]

【目標】　「A氏が転倒に注意しながら，安全にADLを拡大して早期に退院できる」こと

を，A氏と病棟看護師が目標を共有して実現することが求められます．

【方針】　病棟看護師は，転倒予防対策として，A氏が1人で歩くことを制限するのではなく，A氏が早期回復を目指し，「1人で歩けるようになりたい」という希望に寄り添い，目標を共有して，対応策（歩行時の安全な経路や環境整備など）を考えると，A氏との信頼関係も深まり，A氏とのトラブルを回避できると考えます．

　また，早期回復を目標に，多職種カンファレンスで，A氏が，①安全に1人でトイレ歩行する，②離床マットセンサーを使用しないための対策をテーマに支援を考えると，A氏の早期ADLの自立や，目標達成に近づけると考えます．

（高屋敷麻理子）

3——意向／価値観等が対立するとき

③　医療者間：医師と看護師の間　身体抑制について

事例

A 氏，30 歳代男性．妻（30 歳代）と子ども 2 人（小学生・保育園児）と暮らす．地方在住の会社員．両親は健在で近隣地域に在住．

【経過】

X 年 5 月　食欲不振と頭痛で B 病院通院．

8 月　吐気と頭痛が増強し，消化器系の精査・精神科受診等を行い，うつ病といわれ B 病院での入退院を繰り返す．

10 月　徐々に ADL（日常生活動作）低下・意識障害進行．

Y 日　頭部 CT で頭蓋内病変を認め C 病院に救急搬送．

緊急で全身麻酔下にて脳室体外ドレーン挿入しドレナージ開始，内視鏡下生検術施行．ICU 入室，除痛と安静のために翌朝までプレセデックス（集中治療における人工呼吸中及び離脱後の鎮静に使用される薬剤）投与．

Y+1 日午前　脳室体外ドレナージのまま D 病棟に転入，意識レベルは，JCSIII−100（刺激しても覚醒しないが痛み刺激に対し払いのけるような動作をする状態）．

午後　徐々に体動が出現するが，こちらからお願いした動作はできない．

夕方　起き上がろうとする行動が出現．脳室体外ドレージの自己抜去も懸念され，主治医・病棟医長・医局長からマグネット式体幹抑制・上肢抑制の指示が出された．しかし，看護チームは，初期アセスメントにより安静保持等のためにはベッドサイドでの看守り・直接ケアと継続的な観察が必要と考えた．

【本人の人生に関する情報】　D 病棟受け入れ時点では情報がなかった．

【分岐点】　身体抑制*（ここでは具体的には身体拘束）をすべきかどうか．

*　身体抑制は，全身麻酔下で手術を受ける患者の保護や体位調整として手術台に固定することとは区別して考えます．また「身体抑制」には手足や体幹を器具を使って動かないようにする「身体拘束」の他に離床センサーなどによる行動の制限も含まれます（「身体拘束」と「身体抑制」の意味の異同については xii 頁参照）．

事例の分析

[医学的見地から]　A 氏は，うつ病といわれて通院や入院治療を受け 5 カ月経過し発症した意識障害であることから，症状の軽減を図るための緊急処置，回復支援ケアとともに，原因究明に向けた精査を必要とする状況です．

[医療側の対応]　主治医たちは，安静と，脳室ドレーン抜去を回避するためとして強力な身体拘束の指示をしました．看護チームは，身体拘束に限らず身体抑制は一般に健康的な生理的ニーズの自然な発露さえも阻害してしまうため，身体抑制で安静が図られるか疑義を表明し，身体拘束について意見が対立しました．看護が専門とする療養上の世話は，治療効果にも貢献することを目指します．当該看護チームの看護経験を踏まえた看護計画では，現段階で抑制を行うことなく，患者に人間同士として大切に接することで，患者の安静および生理的ニーズ，心理面や社会面のニーズの充足が図れると判断しました．また，実際に，現在，抑制をせず順調にケアが継続実施されています．そこで，もし今後，抑制が真にやむを得ない状況となればそれに対応する用意を持ちつつ，医療チームでの話し合いを通して合意による方針が定まるまでは，身体抑制のない看護としました．

[本人の思い・意向]　A 氏は意識障害発症，緊急入院，手術，ICU 入室と続くなか，思いや意向を表出することはできず，医療チーム（担当の医師，看護師等）もそれらを知ることができませんでした．

[家族の思い・意向]　緊急的な事態に対応することで精一杯の状況でした．

[社会的視点から]　身体拘束について唯一触れる精神保健福祉法第 4 条第 2 項では，基本的な考え方と共に「自殺企図又は自傷行為が著しく切迫している場合，多動又は不穏が顕著である場合，精神障害のために，そのまま放置すれば患者の生命にまで危険が及ぶおそれがある場合」に限定しています．また，介護保険施設等では「身体拘束その他入所者（利用者）の行動を制限する行為」が禁止されています．

[合意を妨げている点]　D 病棟看護チームは約 1 年前から高度急性期医療を受ける患者に身体抑制に依存しない看護を実施しており，身体抑制について慎重な姿勢があります．一方，医師チームは，脳室体外ドレーンの患者による自己抜去の可能性と抜去が生命に危険を及ぼす可能性を考えて，安静と危険回避のため身体拘束が必要と考えています．医療チームの所属する D 病棟も，1 年前までは身体拘束をすることもあり，A 氏の場合，意識障害の原因が不明であり，緊急的な対症療法が施され精査段階であることから，今後の経過が予測しにくいところがあります．また，看護ケアに関して十分に共有されていないことによる医師の不安感もあるものと考えられます．

方針の検討

[本人の人生にとっての最善]　身体拘束実施により自己抜去が回避できる可能性もありますが，自己抜去を含めて抜去が発生しないとはいえません．また，身体拘束により，本人にとって，①尊厳が守られない，②ストレスによる不穏やせん妄を発症させる危険性が高い，③恐怖と不安が生じる，④医療チームとの信頼関係に好ましくない影響が生じる，⑤筋・関節，心肺機能，皮膚損傷等の身体状態が悪化する等のデメリットが予測されます．

　他方，看護師がベッドサイドで直接ケアを行う場合，①異常の早期発見や自己抜去や転落の兆候にいち早く気付きその場で対応できるので，苦痛や不快を早期に少なくすること

が可能であり，②信頼関係や好ましい関係性を構築していくことができます．ただし，他の患者へのケアの不足や担当看護師の精神的負担，身体拘束を指示している医師との連携，危険行動が発生した場合の対応等の懸念もあります．

　以上から，可能な限り身体抑制に依存しないケアの創出，実践，体制を検討していくことが最善でしょう．

[家族への配慮]　Ａ氏の急激な病状変化に戸惑う家族に，医師および看護師は，いたわりながら，医療・看護の経過・現状や予定を折々に説明し，家族の面会時は一緒に会話やケアを行い，家族としての時間を大切にしつつ，家族の思いも知り，ケアに関しては看護師と情報交換・共有することで内容を深めていくことがよいと考えられます．

[今後の対応の方針]

【目標】　Ａ氏にとっての非常事態的，危機的状況に対して，Ｄ病棟転入後の医療は，苦痛を最小にし，異常を早期に捉え対処し，心地良さを感じるケアに注力することで，一刻も早い回復を目指します．そのためにベッドサイドで集中的に看護ケアを行い，家族の苦境を察しつつ協力関係の中で，実情や観察内容を継続的に行われるケア・治療にさらに活かすものとします．

【方針】　医療・ケアチームは，Ａ氏・家族とその状況について理解を深め，身体拘束を念頭に置いた吟味ではなく，安静と回復のためのニーズに対する可能な具体的ケアと実施体制を話し合い，看護ケアの合意形成に務めます．そして，治療・身体状況，ケア内容，ケア体制等を情報共有し絶えず検討協力して，最善と考えられる回復への医療をそれぞれの専門性を発揮し実施していきます．

（より詳しくは，小藤幹恵編『急性期病院で実現した身体抑制のない看護——金沢大学附属病院で続く挑戦』日本看護協会出版会，2018年，特に33頁以下参照）　　　　（小藤幹恵）

4——家族への対応に苦慮するとき

① 医師が提案する医学的に最善の選択肢に対して患者の家族が同意しないとき

事例

A 氏，70 歳代前半男性．妻（60 歳代）および長男夫婦，その子 2 人（中学生・小学生）と二世帯住宅で暮らす．東北の農村地帯で兼業農家．長女（既婚）は東京在住．

【経過】

X 年 7 月　腹部の張りの継続を訴え，X 病院受診．診断：大腸がんステージⅡ．診断名と治療法の選択肢を説明し，標準治療の手術を施行．

X＋3 年 9 月　肝・肺転移が認められ，外来で化学療法を施行したが，腫瘍は縮小せず．妻の希望で転移については本人には明言しなかった．

X＋4 年 6 月　全身状態が悪化し入院．モルヒネで疼痛コントロールを開始．経口摂取困難となり，人工的水分・栄養補給（AHN）のため輸液を開始．

　　8 月　最終段階である本人の身体への負担軽減のため，医師は輸液の終了を薦めたが，妻が強く反対．

【本人の人生に関する情報】　かつてがんで死亡した父親の最期をみて，苦しいのは本人にとっても家族にとっても酷いことだと言っていたという情報あり．

【分岐点】　輸液をどうすべきか．

事例の分析

[医学的見地から]　A 氏はがん末期であり，全身状態から判断して，A 氏の身体的な負担軽減のためには輸液を終了することが医学的に適切と判断されます（日本緩和医療学会「終末期がん患者の輸液療法に関するガイドライン」，2013 年）．

[医療側の対応]　上記の医学的判断に基づいて，主治医はキーパーソンである妻に，輸液を終了することを提案しました．

[本人の思い・意向]　今は意識レベル低下のため本人の意向は不明．かつて，がんで死亡した父親の最期をみて，「苦しいのは本人にとっても家族にとっても酷いことだ」と言っていたこと等から，「苦痛なく過ごしたい」と希望していると推定できるのではないでしょうか．

[家族の思い・意向]　妻は現状の輸液の継続を強く希望しています．「水分くらい最期まで入れてください」と訴えています．妻が輸液を強く希望している理由や背景を知る必要があるといえるでしょう．この件について，長男夫婦および長女とは，まだ相談していないとのこと．長男夫婦と長女が医療者の説明を聞いて，事態をよく理解してくれれば，彼らの母（患者の妻）に輸液（点滴）の終了が適切であると説明してくれるかもしれません．

家族間の対話が事態を好転させる可能性がありそうです.

[社会的視点から]　日本緩和医療学会のガイドラインは，主治医の判断を支える指針を示しています．他方，この地域にも「点滴くらいは最期まで」という社会通念がまだ根強く残っているように思われます.

　厚生労働省「人生の最終段階における医療・ケアの決定プロセスに関するガイドライン」は，本人・家族側と医療・ケアチーム側の合意を目指す話し合いに基づく意思決定を推奨しているので，今後の話し合いが肝要です.

[合意を妨げている点]　医師の医学的な判断に基づく最善の方針と妻の希望の間に不一致がみられます．本人の意思を尊重しその最善を実現するためには，家族との合意形成が必要で，特に妻の納得が欠かせません．そのためには今後どうすればよいでしょうか.

方針の検討

[本人の人生にとっての最善]　まずは，医学的に最善の判断を踏まえ，本人の推定意思を尊重することが基本になります．このケースの場合，この点では「本人の苦痛をできるだけ少なくする」ということで不一致はなさそうです．そうすると，この線で家族にも納得していただけるとよいのですが，そのためにはどうすればよいでしょうか.

[家族への配慮]　妻の「点滴くらいは最期まで」という気持ちは，「最期まで何かしてあげたい」という感情に由来するように思われます．また，近所や親戚の目も気にしているようなので，その対策を検討する必要がありそうです.

[今後の対応の方針]

【目標】　Aさんのよりよい人生の最終段階を実現すること．そのために，最も苦痛の少ない状態を実現することが大切です．それは本人はもとより家族のためにもなるはずです.

【方針】　輸液の終了のために，まず，投与量を減量する方針を立てます．妻の気持ちを聴き，共感しつつ労いながら，妻の気持ちを理解していることを伝え，輸液の医学的な意味について再度よく説明し，投与量の減量について理解を得るよう努めます．減量であれば「点滴ボトルの下がった風景」を維持することができるので，「近所や親戚の目」を心配する必要がないことも伝えます．長男夫婦や長女にもよく説明し，彼らの理解を得て，彼らの母，つまり患者の妻へ働きかけてもらいます.

　さらに「近所と親戚の目」への対策として，看護師が本人をケアしながら，見舞い客に対して輸液をしないことの医学的な意味をわかりやすく説明します．また，妻が献身的に看病してきたことも見舞い客に伝え，妻が周囲との関係において困らない状況を作っていきます．このように対応することによって，妻の納得を得ながら，輸液を終了できる状況をめざします．輸液に関する現在の社会通念のなかで，親戚や近所の目への怖れが妻の判断を縛っている可能性を認識し，医療側は妻のこうした思いや怖れを理解し，もっともなこととして受け入れ，妻を含め家族の擁護者として話し合う姿勢で対応し，対策を検討します.

（会田薫子）

4──家族への対応に苦慮するとき

② 医学的に回復の見込みがない病状を家族に説明するとき（急性期疾患）：小児患者の場合

事例

A男，10歳男児．父（30歳代後半）母（30歳代後半）および兄弟2人（中学生・小学生）と一世帯住宅で暮らす．東京都心の核家族．夫婦ともに地方出身，実家は遠方．

【経過】

入院当日　横断歩道を歩行中，普通乗用車に跳ねられて受傷．直後より意識障害を認め直近救命救急センターへ搬送された．到着時意識レベルJCS III-300，両側瞳孔7ミリ，対光反射消失していた．初期治療介入後，頭部CTにて急性硬膜下血腫および急性脳腫脹を認め，開頭血腫除去および減圧開頭術を実施，術後ICUにて神経保護治療が開始された．

入院3日目　両側瞳孔7ミリ，対光反射消失，人工呼吸下で頭蓋内圧が90mmHgを示した．頭部CTでは両側大脳半球に広範な脳虚血を認めた．

入院5日目　鎮静・鎮痛，筋弛緩薬を中止して48時間後の脳波・聴性脳幹反応は平坦であり，全ての脳幹反射消失が確認された．同日夜半，急激な血圧低下・徐脈が出現したため，昇圧薬が開始された．

入院6日目　前日の検査結果を基に，両親に対し「脳幹を含む全脳の機能が停止している状態」であると説明された．無呼吸テストは身体への侵襲を考慮して未実施であることについても説明された．父親は言葉少なくうなずいていたが，母親は「全く受け入れられない」と号泣し崩れ落ちた．

入院7日目　前日と状態に変化はないことを説明したが，両親は茫然として子どもの手を握りしめながら，「今は何も聞きたくない」と小さな声で答えた．

【本人の人生に関する情報】　かつて臓器移植のテレビ番組を見ていて，「自分ももしこうなったら人の役に立ちたい」と言っていたという情報あり．

【分岐点】　回復の見込みのない小児患者の治療方針をどのように決めていくか．

事例の分析

[医学的見地から]　男児は重症頭部外傷を原因とする昏睡から回復することなく経過し，法的脳死判定基準に沿った評価を行ったならば「脳死とされうる状態」と言える状態です．今後の治療方針について両親と話し合いの場を持つ必要があります．

　もし臓器提供の意思が確認された場合は「法的脳死」の診断を行うことになります．

[医療側の対応]　上記の医学的判断に基づいて，医療・ケアチーム（医師・看護師・臨床心理士）はキーパーソンである両親に，現在の病状について正確に説明しました．

[本人の思い・意向]　入院当初から昏睡であり，本人の意向は不明．かつて，臓器提供のテレビ番組を家族で見た後，「自分がもし同じような状態になったら人の役に立ちたい」と言っていたこと等から，臓器提供を希望していると推定することに大きな矛盾はない．

[家族の思い・意向]　母親は現状を理解できる心身の状態にはなく，医学的説明の理解度も不明です．父親は冷静に医療・ケアチームからの話を聞き，そのつど理解を示しているようですが，一切語ることはありません．詳しい病状について，患児の兄弟や祖父母には話していないとのこと．長男は中学3年生であり医療者の説明を聞き，事態をよく理解してくれれば，何らかの意見を持つと思います．祖父母は遠方で日常的なやり取りも少なく，基本的には両親の意向を最優先する様子です．家族間の対話が事態を好転させる可能性がありそうです．

[社会的視点から]　「救急・集中治療における終末期医療に関するガイドライン」では，「不可逆的な全脳機能不全（脳死診断後や脳血流停止の確認後などを含む）であると十分な時間をかけて診断された場合」は終末期であると定義しています．他方，「脳死は人の死とすべきか」という考え方もまだ根強く残っているように思われます．

　厚生労働省「人生の最終段階における医療・ケアの決定プロセスに関するガイドライン」は，本人・家族側と医療者側の合意を目指す話し合いに基づく意思決定を推奨しているので，今後の話し合いが極めて重要です．

[合意を妨げている点]　医学的な判断や家族ケアの理念に基づく方針の提示も，家族の希望を確認することもできない状態です．患者本人の意思を尊重し，その最善を実現するためには，家族（両親）との合意が必要です．そのためには今後どうすればよいでしょうか．

方針の検討

[本人の人生にとっての最善]　まずは，医学的に最善の判断を踏まえ，本人の推定意思を尊重することが基本になります．本人の尊厳は最低限守られなければなりません．その上で，代諾者の意向を踏まえて，本人の最善について考えなくてはなりません．

[両親への配慮]　両親の精神的動揺は想像に難くありません．そのような時に医学的説明や重大な判断を行わなくてはならないため，現在，両親がどのような精神的状態にあるのか，臨床心理士による客観的評価は極めて重要な参考となります．ときおり，気分が悪くなり「横になりたい」と言われることもありますので，家族説明を行う環境には両親の肉体的・精神的苦痛を和らげるための備品を用意するなどの配慮も必要です．

[今後の対応の方針]

【目標】　患児の尊厳を守り，あらゆる苦痛を取り払うことを基本理念としつつ，現在の医学的状態を正確に両親に対して説明すること．また両親の意向を正しく理解することが大切です．同時に家族ケアの視点を常に念頭に置くことが求められています．

【方針】　可能であれば臨床心理士に介入を依頼し，現在，両親があらゆる説明を理解できる状態にあるかどうかについて検討，判断します．また治療段階から医療チームと両親と

の間に十分な信頼関係があるか，両親に不満や疑念はないか等についても検討します．医療チームは複数回にわたり回復の見込みがないことについて検討し，結果を共有しておく必要があります．両親が考えを気軽に言葉にできる関係の樹立に努め，日常の会話の中に意思や希望をくみ取ることも重要です．両親への医学的説明は繰り返し行われながら，あらゆる希望に即して柔軟なケアができるよう，そのつどスタッフカンファレンスで検討します．

（荒木　尚）

5──介護問題が意思決定を困難にするとき

① 介護か自分の治療か家族介護者が悩むとき

事例

A 氏，80 歳代後半の女性．肺がんステージ IIB.

認知症の夫（80 歳代後半）と，離婚して実家に戻っている次女と 3 人暮らし．次女は日中仕事をしており A 氏が夫の主介護者（認知症は，誰かが常に見守り，声がけをして介護していないと自立できない程度）．長男と長女は結婚して別世帯.

【経過】

X 年春頃から咳が出るようになり，夫の介護も疲れやすくなってきたため Y 病院受診．非小細胞肺がんステージ IIB の診断（5 年生存率は 50％ 程度）．医師からは高齢ではあるものの全身状態は悪くないため標準治療として外科手術と術後補助化学療法を勧められている（日本肺癌学会，肺癌診療ガイドライン 2018 年版）．これらの積極的治療を行わなければ生命予後は 1 年程度と推測されると説明された.

　これに対して A 氏は，自分が健康でいて夫が亡くなるまで介護を続けたいとの思いがあるため，治療を受けた方がよいと考えている．ただし治療後の状態によっては夫の介護ができなくなってしまうのではないかと心配している．夫は認知症のため A 氏の置かれている状況を把握できていない．長男は治療については本人の意向にまかせるが，父の介護ができない時は父を施設に入所させることもしかたないと考え，長女は母に長く生きていて欲しいので手術も術後の治療も受けて欲しいと考えているが，長男も長女も別世帯でそれぞれの義母の介護もあるため父の介護は直接的にはできない．次女（同居）は自分が両親の介護をしなければならなくなることは拒否しており，治療を受けて欲しいと思うが，それにより母が父の介護ができなくなることは避けて欲しいと考えている.

【本人の人生に関する情報】　日頃から子どもたちには「自分たち夫婦のことで心配や負担はかけたくない」と言っていた.

【分岐点】　積極的治療を受けるかどうかについて，治療後の状態が本人・家族の希望通りになるとは限らないため，選べないでいる．今後どのように対応していけばよいだろうか.

事例の分析

[医学的見地から]　生命予後延長の観点からは手術が勧められます．術後補助化学療法も推奨されますが，5 年生存率の改善効果は十数 % 程度で，手術を行わない場合の生命予後は 1 年程度です.

［医療側の対応］　主治医は生命予後の改善が期待できる外科手術を勧めました．

［本人の思い・意向］　本人の思いは，長く生きながらえたいというよりは，夫が亡くなるまで介護を続けたいという点にあります．そのためには治療を受けた方がよいのですが，治療後の状態によってはその後ずっと介護ができなくなってしまうかもしれないことを恐れ，躊躇しています．

［家族の思い・意向］　子どもたちは皆，Ａ氏が治療を受けて長く生きることを望んでいますが，治療の結果，Ａ氏が父の介護ができなくなってしまうのは困ると思っています．

［社会的視点から］　がん治療の効果はめざましく向上してきており，治療前の状態に回復して生命予後の延長や社会復帰も可能となっている反面，治療の副作用，後遺症によるQOLの低下や，かえって命を短くしてしまう場合があるのも事実です．合併症や副作用のことばかりが心配になり，不安感から治療を拒否してしまうケースも認められています．

［合意を妨げている点］　治療を受けて肺がんから回復して欲しいという思いは一致しているようですが，治療後に夫の介護が続けられなくなった場合に発生する，それぞれの負担などのマイナス面を受け入れられない思いがあるようです．

方針の検討

［本人の人生にとっての最善］　本人にとっての最善を見出すために，医学的状況判断と本人・家族の意向を併せ考えます．積極的治療を選択しない場合は，遠からず病状が悪化して介護どころではなくなり，生命予後も１年ほどとなってしまいます．Ａ氏が夫の介護を続けられて有意義な人生が可能になるのは，積極的治療を選んだ場合のみであることは明らかです．ただし，夫の介護を一時的に，あるいはずっとできなくなってしまう可能性もないわけではありません．そこで，Ａ氏が介護できなくなった場合にどうするかを考えておく必要があります．

［家族への配慮］　子どもさんたちは先行きが見えないことへの不安を抱いているようですが，どの選択肢を選んでもＡ氏が介護できなくなる可能性はあるので，そのことを覚悟して前もって対応策を一緒に考えるよう勧めます．

［今後の対応の方針］

【目標】　Ａ氏の人生にとっての最善について，皆が理解し，納得して積極的治療を選べるよう支援します．夫の介護をできるだけＡ氏の希望どおり全うできるように，またＡ氏ができなくなっても家族が困らないように事前に考えて相談しておくことを勧めます．

【方針】　外科手術を受けることが最善だということで納得して合意できるよう事前に検討する機会を設けます．術後補助化学療法についてもその医学的な効果を踏まえ，Ａ氏の人生についての考え方（夫の介護をしたい）を尊重して検討すると，実施するか，また，どのように実施するかが決まるでしょう．医療者からは，起こりうる合併症や副作用，症状等について網羅的に説明し，それらの症状が起きたときにも適切に対処していくことを事前に詳しく伝えておくことで，少しでも不安を軽減させていきます．夫の介護について

は家族みんなで交代して介護を負担する，介護保険のサービスを利用する，施設利用時には頻回に面会に行くなどの協力が可能かどうか話し合います．子どもさんたちの思いを尊重しつつ，A氏がずっと介護ができなくなる場合も想定して事前に考えておきます．そうすることで最善を目的とした行動に進んでいこうとする思いをもっていただくように支援していきます．

（二井谷友公）

5──介護問題が意思決定を困難にするとき

② 在宅療養をめぐって患者と家族の間で意向が合わないとき

事例

A 氏，80 歳代前半男性．妻（70 歳代後半）との 2 人暮らし．長女は近隣他市在住．長男は他県在住．妻は心臓疾患で近医通院中，2 年前に腰椎圧迫骨折の既往．

【経過】

X 年 6 月　咳の訴えで近医を受診する．胸部レントゲン検査で肺がんを疑われて X 病院に紹介となる．精密検査で肺がんと診断され，リンパ節への転移もあるため手術適応はなく，抗がん剤を使用しての化学療法が開始となる．

X＋1 年 4 月　定期検査で骨転移を認める．痛みの訴えは認めないため，骨転移は経過観察の方針となり，抗がん剤を変更して治療を継続する．

X＋2 年 5 月　発熱と胸部痛で救急搬送となる．肺がんに伴う肺炎と肋骨転移の悪化を認め，入院となる．肺炎に対しては抗生剤による治療を行い，軽快した．肋骨転移に対しては放射線治療と医療用麻薬での疼痛コントロールが行われた．肺がん自体は，軽度の増悪を認めるものの，この時点での予後は半年程度と考えられた．

入院により，日常生活動作（ADL）の低下を認めていたが，リハビリを行い，なんとか室内歩行はできるようになった．放射線治療と投薬で，症状は落ち着いていたが，全身状態（Performance Status）の悪化のため，A 氏，妻と相談し，抗がん剤治療は終了の方針となった．療養場所の相談をしたところ，A 氏は自宅退院を希望したが，妻は悩んでおり，子どもたちは反対．

【本人の人生に関する情報】　飲食業を営んでいたが 10 年前に廃業した．自宅近所の農園での農作業が趣味であったが，肺がん治療を開始してからは，もっぱら自宅での庭いじりを楽しんでいた．

【分岐点】　今後の療養場所の選択について．

事例の分析

[医学的見地から]　A 氏は予後が半年とがん末期の状態ではありますが，症状も落ち着いていることから，入院が必要な状態ではなく，自宅療養は可能と考えられます．

[医療側の対応]　A 氏の希望と，上記の医学的判断に基づいて，主治医はキーパーソンである妻に対して自宅退院を提案しました．

[本人の意向]　「自宅で過ごしたいが，妻の負担を考えると最期までとは考えていない．悪くなったらまた入院したい」と考えています．

[家族の意向]　妻は，「夫の希望はわかるが，自分自身も病気持ちで，圧迫骨折もあり，体に負担となる介護は難しい．2人暮らしなので何かあったらと思うと家で過ごすのはとても不安」と言っています．

　長女は，「父が帰りたい気持ちはわかる．でも，私は近隣に住んではいるが，仕事や家庭もあるので，ずっと手伝うことは難しい．母のことを考えると病院がいいと思う」と言っています．

　長男は，「遠方のため手伝うことは難しく，父の病状も心配で，母の負担も気になる．病院がいいと思う」と言っています．

[社会的視点から]　予後は半年と病状は安定しているため，急性期病院での入院を継続することは難しく，次の療養場所の検討が必要となってきます．しかし，現在の病状からは，療養型病院への転院も社会的入院の側面が強く，自宅や施設が療養場所として適切と考えられます．

[合意を妨げている点]　A氏と妻や子どもたちの意向には不一致がみられます．A氏の意向を尊重し，その最善を実現するためには，家族との合意が必要です．そのためには今後どうしたらいいでしょうか．

方針の検討

[本人の人生にとっての最善]　医学的見地から予後半年と考えられるなかで，A氏の希望する自宅退院を実現することが最善の方向性と考えられます．

[家族への配慮]　妻も自宅療養は絶対に無理と思っているわけではなく，A氏の意向を尊重したいという気持ちはあります．しかし，病状や介護への不安から二の足を踏むという状況と考えられますので，それらを軽減できるような提案が必要と考えられます．また，長男・長女もそれぞれの立場からA氏だけではなく母親の負担を懸念しており，子どもたちも安心できるような提案をする必要があります．

[今後の対応の方針]

【目標】　予後が限られているA氏のよりよい人生を実現すること．そのためには，A氏の意向を最大限尊重できる状況を作ることが大切です．そのことが，A氏の死後，家族にとってもよい経験となり，家族のグリーフケアにもつながります．

【方針】　主治医からA氏と妻，長男・長女に，病状と予測される経過について説明します．ただ，A氏本人に対する生命予後の情報提供については，本人の知りたい程度を慎重に見極めつつ，段階的に知らせるなど工夫します．妻や子どもたちの「何かあったら」という不安に対して，訪問診療や訪問看護を利用することで，病状が悪化してきた際や急変時の対応が可能であることや，X病院への再入院もできることを伝えます．特にA氏の病状について心配している長男に対しては，現時点では医学的にも自宅療養が最善であることを丁寧に説明します．

　その上で，本人と家族が率直に今後の療養場所について話し合えるよう，それぞれに自

宅療養のイメージや障壁と考えていることを話してもらいます．話し合いの場には MSW など，主治医以外の医療・ケアチームのメンバーにも同席してもらい，介護サービスなどの利用によって妻の介護負担をどのように減らすことができるかを一緒に考えます．

　A 氏の意向を尊重する方針で検討しますが，結果的に自宅退院困難という結論となる場合でも，この一連の過程を医療者と A 氏，家族が一緒に相談し検討することが重要であることを伝え，妻に精神的負担がかかり過ぎないように配慮することも大事です．

（岩城隆二）

6──本人が言語化した意思が真意とは異なると思われるとき

① ALS 患者の療法選択に関わる意思決定支援

事例

A 氏，72 歳男性．妻（68 歳）と夫婦で生活．長男，次男は自立して近県に在住．

【経過】

X 年 2 月　ゴルフプレー中にティーが刺しづらく，ドライバーの飛距離が落ちてきたため，近医整形外科を受診．頸部 MRI にて頸椎脊柱管狭窄を指摘される．市立病院整形外科を紹介され，筋力低下は改善しないかもしれないが，手術を受ければ悪化はしないという説明を受ける．

X 年 3 月　頸部脊柱管狭窄症に対する手術を受ける．

X 年 8 月　術後も症状は徐々に悪化．洗髪も不自由となったため，整形外科の主治医より，同院の脳神経内科を紹介される．脳神経内科では筋電図検査の結果，筋萎縮性側索硬化症（ALS）の診断を受ける．患者・家族は誤診して不要な手術を行った医師と病院に不信感を抱き，神経難病を専門にしている当院へ転院．

X 年 9 月　当院では脳神経内科の主治医を中心とする医療・ケアチームが，現状で必要な医療とケアを本人・妻に丁寧に説明し，本人・妻からの疑問と不安に応答し，医療不信の払拭に努めるとともに，今後，予測される症状の変化と，やがて必要となる医療行為についても説明を開始．医療・ケアチームは本人・妻とともに考える姿勢をもって，本人・妻の話を聴くことに注力しつつ意思決定支援に努める．

X＋2 年 6 月　両上肢機能はほぼ全廃状態となる．発語が不能となり，嚥下困難が悪化，呼吸機能も低下し始め，体動後には努力呼吸も出現し，夜間の酸素飽和度も 80% 台への低下が認められるようになった．嚥下困難のため体重減少，水分摂取量の低下による排痰困難，便秘も出現．主治医は以前から説明してきた，胃ろう造設術（PEG）と夜間の鼻マスク（BIPAP）装着が必要になってきたことを再度説明し，今回は強く推奨．

【本人の人生に関する情報】本人は頑なに，これ以上の医療処置を望まない姿勢を崩していない．その理由として，前医で誤診手術があったため，医療に対する不信感が拭えていないことを挙げた．また，家族を大切に思っており，自分の介護のために妻にも息子たちにも犠牲を強いたくないと考えていることも大きな要因と語った．

【分岐点】今後の医療・ケアの選択をどうすべきか

事例の分析

[医学的見地から]　A氏はALSの進行に伴う球麻痺によって嚥下困難となり，そのため低栄養状態となり体重が減少しています．低栄養状態はALS自体の病状進行を助長するため，体重減少が出現した際には人工的水分・栄養補給法（AHN）が絶対的に必要となります．AHNの具体的な方法のなかで，ALS患者に対しては胃ろう栄養法が最も優れており，標準治療となっています．また嚥下困難による水分摂取量の低下は排痰困難による呼吸機能障害，便秘を悪化させます．また，夜間の酸素飽和度の低下もALS自体の病状進行に悪影響を及ぼすため，早期の夜間BIPAPの導入が望まれます．

[医療側の対応]　本人と妻に対し，医学的見地から，上記の医療行為は単なる延命治療ではなく，病状を進行させないために必要な治療の一環であることを粘り強く説明しています．

[本人の思い・意向]　前医での不要な頸の手術に対する不信感から，胃に穴を開けるPEGという処置に抵抗を示しています．また，夜間のみのBIPAP装着ではありますが，これについても，「病状が進んだことを自ら認めてしまうようだ．現状で何とか頑張りたい」と話しています．また，妻をはじめ家族への介護負担増を避けたいと繰り返し述べています．家族に対する配慮のために本心を明らかにしていない可能性があると思われます．

[家族の思い・意向]　妻はいつも「夫の希望を最優先にしたい」と述べ，夫の意向を尊重する姿勢を保持していることが医療・ケアチームからもみてとれますが，「夫が寝たきりになっても自宅で介護を行いたいし，それを家族の犠牲ととらえて欲しくない」とも語っています．これが妻の本心と思われます．息子たちからはまだ意向を聴いていません．

[社会的視点から]　神経難病患者のケースでは，家族の介護負担の重さによって，療法選択に関する本人の意向が左右されがちです．そのため，介護に関する公的サービスについての情提供は必須です．障害者総合支援法のもと，「重度訪問介護（第5条3項）」として24時間訪問介護が提供されています．この制度の認知の有無は家族の介護負担感に重大な影響を及ぼし，医療とケアの意思決定に大きく影響する可能性があります．そのため，医療・ケアチームのなかで制度を熟知しているソーシャルワーカーや介護支援専門員などが適切に情報を提供する必要があります．また，介護保険制度が提供するサービスについても同様に情報を提供する必要があるでしょう．

[合意を妨げている点]　医療・ケアチームはA氏に対し，PEGおよびBIPAPは病状を進行させないために必要な治療であると説明していますが，A氏は「これ以上の医療処置を拒否する」と述べています．

方針の検討

[本人の人生にとっての最善]　A氏の療養上の最大の懸念は，妻に介護負担をかけることと思われます．また，現在は息子たちに介護負担をかけていませんが，将来も息子たちには負担を強いたくないと考えています．それが本人の「治療拒否」という言葉に表現され

ていると思われます．つまり，本人が言語化していることは「治療拒否」ですが，真意は治療そのものの拒否ではなく，「介護負担をかけたくない」ということと思われます．

　一方，妻は「夫の希望が最優先」とし，在宅介護への意欲があるとも語っているので，二人でよく話し合って相互に理解を深めてもらい，本人の人生にとって最善の選択肢を考えて頂くことが必要でしょう．

[家族への配慮]　A氏の人生にとって最善の選択が妻にとっても現実的で最善の選択となるように検討することが大切です．また，息子たちの考えはまだ聴いていないので，直接，話を聴くことと，家族間で率直な話し合いの機会をもつよう促すことが必要と思われます．

[今後の対応の方針]

【目標】　A氏の真意を尊重し，妻の介護負担を可能な限り軽減し，本人と家族にとってよい時間を過ごすことができるようにすること．そのために適切に意思決定支援を継続し，今後の展開にも備えること．

【方針】　まず，前医での誤診手術のため，いまだに医療不信が払拭できずにいるようですので，ALSという疾患の診断は難易度が高いことを改めて説明します．ALSは通常，診断が下りるまでに時間を要すること，ALS患者が整形外科で不要な手術を受けたケースは他にも多数あること，また，手術自体はこの疾患の進行に悪影響を及ぼさなかったことなどです．

　BIPAPと胃ろう造設についても，本人の気持ちに配慮しつつ，病状進行を助長しないために必要な標準治療であることを改めて説明します．また，BIPAPでは体にメスを入れることはないこと，胃ろう造設のためのPEGでは10mm程度の切開を要しますが，AHNとして優れた方法であり，胃ろう造設後もしばらくは経口摂取も可能なことを説明します．また，胃ろう造設した同病の患者から話を聴く機会（ピア・カウンセリング）も作ります．

　妻の介護負担に関してはソーシャルワーカーから，介護保険法および障害者総合支援法のもと，社会的なサービスを利用することによってかなり軽減可能であることを具体的に説明します．あわせて，定期的なレスパイト入院も利用可能なので，妻が旅行等に出かけることも可能と伝えます．

　さらに今後の経過における治療・ケアの選択の分岐点を含め最終段階のことを念頭に意思決定支援を継続していきます．まず，経口摂取は数カ月後には不可能となり，完全に胃ろうから水分と栄養を補給される状態となること，また，BIPAPだけでは痰などの分泌物の排泄が難しくなることと，さらなる呼吸筋麻痺には対応できないため，恐らく1-2年後くらいに気管切開を介した人工呼吸器装着が必要となることについて説明します．こうした医療行為に関する説明は以前から行ってきていますが，患者にとっては，まだまだ先のことと認識している場合と，目前に必要が迫った場合では意向が異なってくる可能性がありますので，そのつど気持ちを聴きつつ，丁寧かつ具体的に説明します．

　気管切開と人工呼吸器装着については，やはり妻の介護負担増への懸念から，本人が

「拒否」を表明し続ける可能性がありますが，介護負担軽減のための方策について，必要に応じて丁寧かつ具体的に説明を繰り返し，不安と疑問に応答します．同時に，医療・ケアチームは妻の心身の健康状態についても配慮し，在宅介護に関する気持ちも傾聴し，妻にとっても無理のない介護生活を目指します．息子たちから話を聴く機会も設け，家族間の話し合いも促します．

（丸木雄一）

7──患者が意思決定能力をもたないとき

① 意思決定能力の低下した認知症を有する高齢者における，本人の最善の利益に照らした生命維持治療としての輸液選択

事例

A氏，80歳代男性，アルツハイマー型認知症．主介護者である妻（70歳代）と2人暮らし．1年前から在宅介護サービスを受けていた．長男（50歳代）夫婦と次男（40歳代）夫婦は，車で30分の距離に居住．3カ月前，妻の介護負担感が重くなったため，特別養護老人ホームに入所．特養の入所時に，本人のリビング・ウィルとして，胃ろうや経鼻胃管を望まないことを共有．

【経過】

X年10月　A氏はアルツハイマー型認知症末期で要介護度5．簡単な会話はできるが，複雑な内容は理解できない．嚥下調整食を，介助下に，むせながら食べていた．3日間続く発熱と痰のためB病院を受診，誤嚥性肺炎の診断，入院で抗菌剤治療を開始し改善．言語聴覚士による嚥下リハビリテーションも開始．

X年11月上旬　1カ月間，嚥下リハビリテーションを継続したが，食事を手で払いのける動作もあり，唾液も誤嚥する状態．誤嚥性の発熱を繰り返した．また，1日500mlの輸液であれば問題ないが1000ml以上だと気道吸引の苦痛が増し，心不全兆候が出現．

X年11月下旬　代弁者である家族と医療・ケアチームは，今後の人工的水分・栄養補給法を検討．事前の本人の意思を尊重し，胃ろうや経鼻胃管は選択せず，生命維持治療としての輸液をどうするか考えることになった．

【本人の人生に関する情報】　本人は，常々，「家族に迷惑をかけたくない」，が口癖．農家の7人兄弟の四男として生まれ，貧しい生活の両親を支えてきたのは自分だという自負がある．

【分岐点】　輸液をどうすべきか．

事例の分析

[医学的見地から]　輸液を行えば，数カ月の延命ができます．現在は輸液による害はないですが，将来，気道分泌増加による喀痰の排出困難や，吸引による苦痛が予想されます．輸液を行わない場合，食事量が激減すれば，日にち単位の自然な最期になりますが，気道分泌の苦痛を最小限にできます．

[医療側の対応]　輸液を継続する場合としない場合の，医療上のメリットとデメリットについて説明し，本人の意向に思いをはせ，どちらの選択がよいか，医療・ケアチームとと

もに，考えてほしいと家族にお伝えしました．

[本人の思い・意向]　現在の本人の意向は，認知症末期のため，わかりません．点滴の管を触る様子から，それを嫌がっているようでもあります．過去，親戚のお見舞いの時など，胃ろうや経鼻胃管について，「自分だったら絶対やりたくないなぁ」と繰り返し述べ，リビング・ウィルを書いたことを，家族は皆，承知しています．

[家族の思い・意向]　家族は皆，本人の意向を尊重したいと思っています．本人の事前の意思にそって，胃ろう，経鼻胃管は望みません．しかし，輸液ぐらいはしたい，少しでも長く生きてほしい，父親の命の長さを選択することは心苦しい，と感じています．

[社会的視点から]　輸液を終了すれば，3カ月過ごした特養に，看取りも視野に戻ることができます．輸液を継続すれば，特養では輸液を行う体制がなく，新しい施設を探す必要があります．近隣の有料の老人ホームは，点滴をしながらの受け入れを表明してくれましたが，現在の収入では，月額30万円の費用を捻出できません．

[合意を妨げている点]　認知症で，高齢のため，現在の本人の意向が，はっきりとはわかりません．家族としては，夫であり父親である本人に，少しでも長く生きてほしい気持ちがあります．同時に夫であり父親である本人の命の長さを決める重みを感じています．本人にできる限りのことをしてあげたいのですが，経済的に，A氏にばかりお金をかけることができず，罪悪感にかられています．本人の意向がはっきりとわからないことと，家族のつらい感情が，合意形成の妨げです．

方針の検討

[本人の人生にとっての最善]　代弁者である家族と医療・ケアチームは対話を重ね，事前の本人の意思に沿い，家族に金銭的負担をかけず，苦痛のない選択をすることが，本人の人生にとっての最善だろうという結論にたどり着きました．

[家族への配慮]　家族がこれだけ悩み，医療・ケアチームとともに考え抜いたのだから，本人も賛成してくれるだろうことを共有しました．

[今後の対応の方針]

【目標】　本人らしい人生の最終段階を実現するために，生命維持治療としての輸液を選択せず，特養に戻り，看取りに向けたケアを継続します．

【方針】　代弁者である家族は一致して，医療・ケアチームとともに，本人にとっての最善の利益に照らし，上記の目標を目指します．看取りの過程で，気持ちが揺れることも多いため，必要に応じて，以下の点を共有します．本人の事前の意思や推定意思にそった方針であり，点滴をした場合より命の時間は短くなると思われるが，苦痛が少なく，家族が穏やかな気持ちになれることを本人も望むだろうから，とても本人らしい目標であることを共有します．また，医療・ケアチームは，本人にとっての最善の利益を考える際の基盤として，本人・代弁者家族のよき理解者となれるよう，理解者であり続けられるよう，常に発せられる言葉を聴いて受け止めます．

（西川満則）

8——家族がいないとき

① 身寄りのない人の人生の最終段階における意思決定支援

事例

A氏，60歳代後半男性．すでに両親は亡くなり兄弟とも音信不通．実家は天井が崩れ落ちるなど老朽化し住めない状況．一時的に路上生活をした後，現在のアパートで独り暮らし．連絡が取れるのは行政の生活保護担当者と民生委員のみ．

【経過】

X年4月　高血圧などで定期通院していたクリニックで胃がんを指摘される．総合病院の外科に紹介．肝臓への転移もあり手術は困難．化学療法による治療を開始．

X+1年5月　がんによる通過障害で食事が摂れなくなり入院．高カロリー輸液を施行．副作用の影響から抗がん剤による治療は終了．

X+1年6月　「家に帰りたい」という本人の意向を受け，多職種カンファレンスを実施．24時間体制で訪問診療・看護が入れるようにし，状態変化に応じて介護サービスを利用することを決め，退院となる．見込まれる予後は1–3カ月．

X+1年7月　徐々に歩行能力は低下し，ほぼベッドの上の生活．辻褄の合わない発言が少しずつ出始めており，頻繁にベッドから転落するようになっている．

【本人の人生に関する情報】　地元の中学校を卒業後は関東周辺で土木作業の仕事をしていた．体力的な問題で仕事が続けられず60歳で地元に戻ってきた．入院中に「俺は負け組．こんなところで死にたくない」と医療者に発言している．

【分岐点】　身寄りのない人の人生の最終段階に向けた意思決定支援をどう進めていくか．

事例の分析

[医学的見地から]　A氏と話し合い，苦痛の原因となっていた点滴を終了し，現在では苦痛を訴えることはありません．ただし，ベッドから転落して床で横たわっていることがあり，安全面に不安があります．

[医療側の対応]　訪問診療・看護や介護サービスに加えて，退院後も病院のMSWが毎日自宅へ訪問し様子を確認しています．

[本人の思い・意向]　入院時は歩行が可能だったため，自宅での1人暮らしは問題ないと考えていました．自身の母親が胃がんで亡くなっており「食べられなくなってからは早い」と，予後が悪いことは理解しています．入院中から病院にはいたくないとはっきりと

訴えていました.

　退院後, MSW に対して「俺はどうしようもない人生を送ってきたけど, この病気になって, あんたと出会ってもう一回人生をやり直したいって思ったよ. やり直せないのはわかってるけど, いろいろと可愛がってくれてありがたかった」「死んだ後はあんたに任せた. 骨は実家の墓には入れないだろうから, 共同墓地にでも入れてくれ」と発言しています.

[社会的視点から]　2019 年 5 月に厚生労働省の研究班により「身寄りがない人の入院及び医療に係る意思決定が困難な人への支援に関するガイドライン」が策定され, 家族関係にかかわらず個人の意思を尊重し, 必要な医療を提供するための支援のあり方が示されています.

[合意を妨げている点]　医療・ケアチームのメンバーは, 退院時にも, 本人が希望するように退院を進めるべきだという考えと今後の病態の変化を考えると身寄りもない A 氏が 1 人暮らしをするのは危険ではないかという考えの間で葛藤を感じていました. 退院後に A 氏の歩行能力が低下し, ほぼ毎日ベッドから転落するようになり, 改めて葛藤が大きくなっています.

方針の検討

[本人の人生にとっての最善]　A 氏には身寄りがなく, 本人が希望する生活を最期まで継続するためには, 本人の意思が示せなくなる時を考慮した話し合いを進めておくことが必要です. また, A 氏は「もう死ぬんだ」と自らの死について触れる場面も多い反面,「死」を連想させるような話を意識的に遠ざける傾向があります. そのため, どのように話し合いを進めていけばよいかについても考えておく必要があります.

[今後の対応の方針]

【目標】　A 氏本人の意思に沿って穏やかに生活が続けられることを支えること.

【方針】　まずは A 氏本人とあらかじめ話し合うべき点を大きく 3 つに整理します. 1 つ目は「最期を迎えるまでの医療・ケアをどうするか」です. 現状では疼痛などはコントロールされており, 痛みを訴えることはありませんが, 転倒・転落を防止して安全に過ごすための住環境の工夫などについても話し合います. 2 つ目は「最期までこの生活を続けていく方針でよいか（入院をどうするか）」です. 歩行が困難になった状況でも自宅での生活を続けたいか, 改めて A 氏本人の意思を確認します. 3 つ目は「最期を迎えた後のこと（遺骨・家の片づけ）をどうするか」です. 遺骨についてはすでに共同墓地への埋葬を希望していますが, 家の片づけなどについても行政に相談しておくか確認します.

　また, 話し合いの進め方としては, 支援者の中でも一番関わりの長い MSW がその時期を見計らいながら, 何度かに分けて繰り返し行うようにします. 話し合った内容は MSW からケアマネジャーを通して, 医師・看護師らに伝えられ共有されるようにします.

（石井　健）

III

アドバンスト編

1
本人の意思を尊重するということ：「自律」・「自己決定」再考

日笠晴香

1——本人の意思の尊重と「自律」・「自己決定」

　　本人の意思を尊重することは，医療やケアの方針決定において重要な原則のひとつになっています．しかし，どうすることが真に本人の意思を尊重することになるのかが，はっきりわからない場合もあります．例えば，次のような2つのケースがあります．

[ケース1]　全身に広がった腫瘍がある60代の患者のケースです．彼は，腹部の腫瘍により状態が急速に悪化し，衰弱と痛みで仕事を続けられなくなりました．痛みをコントロールするためのモルヒネが24時間投与されていました．主治医は，残された時間は数週間かもしれないと伝えますが，彼はそれを受け入れようとせず，まだ職場復帰するときのことを考えていました．そんな彼には，2つの選択肢が残されていました．ひとつは，かなりの危険を伴う脊椎の手術を受けることです．これによって病気が治癒することは見込めませんが，現在抱える脊椎損傷の進行を多少食い止めることなどが期待されます．しかし，もし手術が無事に終わっても，回復には苦痛を伴う長い時間が必要で，退院できる見込みは低いと予測されています．もうひとつは，自宅に戻ってホスピスケアを受けることです．これだと，体の麻痺などは確実に悪化していくけれども，激しい苦痛はなく，自分のベッドで安らかに死んでいくことができる可能性が最も高いと予測されています．息子の話では，過去に，患者の妻は，病気との長く厳しい闘いの末に集中治療室での治療を受けながら亡くなったので，患者自身が，妻のようには死にたくないということを表明していました．しかし，2つの選択肢を前にしたときに，彼は自分が生き延びるためのあらゆる可能性に賭け，あらゆる手段を使うことを望み，外科手術を受けることを希望します（Gawande 2002, pp. 213-215）．

[ケース2]　人工透析を受けている20代の患者のケースです．彼は，糖尿病を患っており，視覚障害があり，進行性神経障害のために歩くことができませんでした．彼は，自分の生活様式が制限されることと，自分の状態のせいで家族に負担をかけることを理由に，人工透析を止めることを決めました．そして，妻や医師と話し合い，痛みの緩和のためのケアだけを受けることにしました．さらに，もし透析を止めることによってのちに痛みや何ら

かの身体的変化または精神状態の変化が生じた影響で，彼が透析再開を求めたとしても，透析を再開しないことを前もって皆の合意で決めていました．ところが，人工透析を中止したのちに，彼は死に直面しながら痛みを訴え，透析の再開を求めます（Beauchamp and Childress 2019, pp. 111–112）．

　これらのケース1，2の場合に，医療ケア従事者や家族にとって，本人の意思を尊重するとは具体的に何を意味するかがはっきりしないことがあります．一方では，外科手術の選択や，人工透析を再開して欲しいという要求は，本人がそれまで表明してきた価値に矛盾しており，それは本人が冷静な判断をできない状態にあるからなので，その要求は無効である（無視してよい）という見方があるかもしれません．他方では，たとえそれまでに表明してきた価値とは異なっているとしても，本人は実際にその状況になって初めて本心からの判断ができる状態になったのであり，その要求は真の本人の意思として尊重されるべきだという見方があるかもしれません．このような対立する見方をめぐって，どのように考えればよいかが問題になります．

　この問題を考えるために，ここでは，本人の意思を尊重することの主な根拠になっている，本人の「自律」を尊重するということが，どのような意味なのかを考えてみたいと思います．一般的に，本人の意思を尊重することが重要であるというときには，本人が表明する意向であれば何でも尊重することが重要である，ということを意味しません．むしろ，本人の「自律」を尊重すること，そして，自律的な意思決定つまり「自己決定」を尊重することが重要であるということを意味すると考えられます．そこで，自律を尊重するということが何を意味するか，それによってどのような意思決定を尊重する必要があるかを検討したいと思います．

　自律とは，もともとは他の国から独立した国家が自らの立法によって自国を統治するように，個人が自分で自分を統治する（コントロールする）ことを意味します．しかし，自律の意味や必要条件についての明確な共通理解があるわけではありません（Beauchamp and Childress 2019, pp. 99–100）．そこで，自律に関するいくつかの捉え方を次に検討しながら，尊重される必要のある本人の意思とは何かを考えていきたいと思います．

2——価値に照らした判断の能力としての自律の理解

　自律に関する主要な見解のひとつに，自律とは，より単純な欲求や好みなどに従って行動するか否かを，自分にとってより重要な価値に照らして判断する能力であると捉えるものがあります（Dworkin 1988）[註1]．この立場からみた自律の能力は，オデュッセウスの物語を用いて説明されます．

　オデュッセウスは，航海の際に，セイレーンに対する備えをします．セイレーンは，航海中の船員たちを美しい歌声で誘惑し，船を海に沈めてしまうとされています．オデュッ

セウスは，航海でセイレーンの居場所にさしかかる際に，事前に自分の身体を帆柱に縛り付けるよう部下の船員たちに命じます．そして，もし自分がセイレーンの歌声に魅せられて「縄をほどけ」と合図しても，それを無視していっそう強く縄で縛りあげるよう船員たちに命じておきます．船員たちにはセイレーンの歌声が聞こえないように蝋で耳栓をさせます．こうして，オデュッセウスがセイレーンの誘惑によって「縄をほどけ」と合図したときに，部下たちはその命令には従わず，そのおかげでオデュッセウスは船員たちと無事に生還します．

　この物語では，オデュッセウスは，事前に，自分にとって真に重要なことを部下たちに命じています．それが「縄をほどけと命じても，無視しろ」という指示です．その際，セイレーンに魅せられたオデュッセウスが「縄をほどけ」と命じる欲求は，自分にとって邪魔なもので抑止されるべきものだったのです．

　この例によって示されるのは，自分が感じる単純な欲求や好みなど（例えば，怒りや，食べたいという欲求など）に対して，今それに従って行為するのか，あるいは従わないのかを，自分にとってより重要な価値や好みに照らして判断する能力を，人が持っているということです．この能力こそが自律の能力であると考えられるのです（Dworkin 1988, p. 20）．この自律の能力を発揮することによって，人は，自分がどのような人物でありたいかを選択することになり，また，自分の人生に意味と一貫性を持たせることにもなります．また，そのように自律によって自分の人生に意味を持たせる仕方は，他の人との間でお互い平等に尊重されます（Dworkin 1988, p. 31）．

　このように，自分にとって重要な価値に照らして判断する能力として自律を捉える見解は，医療ケアの意思決定において，ある面では私たちも受け入れている見解なのではないでしょうか．というのも，意思決定の際に，その時だけの単純な欲求や好みにそのまま従うのではなく，ある程度は自分にとって重要な価値に照らして判断することが大切だと私たちは考えるところがあるからです．また，そのような判断をしながら自分の仕方で人生を形作るのを，お互いに尊重し合う必要があると私たちは考えていると言えます．

　もし自律に関するこの見解に従うなら，最初に挙げたケース1，2での外科手術の希望や透析再開の要求は，自律的な意思決定ではないと判断され，本人の意思として尊重されないかもしれません．というのも，それらの希望や要求は，その人がそれまでに表明してきた価値とは矛盾し，一貫性を持たないので，その人自身にとって重要な価値に照らした判断とは見なされないからです．特にケース2では，患者は，「透析を中止したのちに透析再開を求めたとしても，それを再開しない」と前もって決めていました．これは，オデュッセウスが，「セイレーンに魅せられて『縄をほどけ』と命じても，無視しろ」と事前に部下たちに命じたのと同様のケースであると捉えることができるかもしれません．そうすると，オデュッセウスの場合と同じように，患者の透析再開の要求は，真の自律的な意思決定ではないと言えることになります．しかし，自律に関するこの見解には，課題があると考えられます．

3——価値に照らした判断をかならずしも必要としない自律の理解

　一般的な人の普段の行為を思い浮かべてみると，例えば，日頃から甘いものを摂らないように心掛けていたのに，ある時ついお菓子に手を出してしまうということがあります．このように，自分にとって重要な価値に照らして判断するということをまったく行わないで，その食べ物に対する自分の欲求に従うことがあります．また，人をだますような人物には絶対になりたくないと望みながらも，家族に嘘をついてしまうことがあります．これらのいわば一般的な人の通常の行為は，2で確認した自律の見解に従うなら，自律的な行為ではないことになってしまいます．価値に照らして判断していなかったり，自分の望む人物になるように振る舞っていなかったりするからです．これでは，自律的な行為として尊重されるものの範囲を過剰に狭めてしまうことになります（Beauchamp and Childress 2019, p. 101）．つまり，現実に即した自律の見解とは言えなくなってしまうという問題が生じるのです．

　そこで，自分にとって重要な価値に照らした判断を必ずしも必要とせず，ただ次の3つの条件を満たせば，その行為は自律的であると捉える考え方があります（Beauchamp 2010, p. 83）．つまり，(1)行おうとする行為をイメージしたうえでそれを意図的に行っていること，(2)その行為について一般的な程度の基本的な理解をしていること，そして，(3)他人から強制されたり操作されたりすることなく，行為する人自身が自発的にその行為を行っていること，という3つの条件です．これらの条件を満たせば，その行為は自律的であることになります．このとき，例えば，外科手術への同意や，夕食の決定など，それぞれの行為の内容に応じて，これらの(2)と(3)の条件が満たされているかどうかの判断の基準は変わってくることになります．

　このように3つの条件を満たせば自律的な行為であると考えるならば，最初に挙げたケース1，2での外科手術の希望や透析再開の要求は，本人がその選択をきちんと意図し，基本的な理解をして，他人から強制されたり操作されたりしていないと考えられるなら，自律的な意思決定として尊重される必要性があることになります．

4——価値とは矛盾する場合の自律の理解

　ただし，このように自律を捉えたとしても，本人が現在表明する意思が，本人のこれまで一貫して表明してきた価値とあまりに矛盾する場合には，自律的な意思決定ではないのではないかと思われるかもしれません．

　しかし，例えば，病気や障害などによって，以前とは異なる状況に置かれ，これまで重要であった価値に沿って生きることがもはや不可能になったり，そのような価値がもはや最重要ではなくなったりした場合に，自分にとって重要な価値が新たな価値に置き換わる

ことはあり得ます．これまでずっと一貫して自分にとって重要だと考えてきたものが価値であると言えるなら，それは人生においてずっと不変であるわけではなく，新たな状況に置かれたり初めての出来事に直面したりすることによって，また考え直され新たな価値に変わることがあると考えられます．

さらに，よく考えたうえで自分にとって重要だと思われた価値とは矛盾したとしても，置かれた状況の中で何かに対して強く感情が動かされた結果としての選択が，自律的な意思決定であり得ると捉える考え方があります（Jaworska 2009）．この考え方によれば，例えば，最初のケース1では，患者は，妻のような最期を迎えないことに価値があると考えます．そうしながらも，自分自身の死を強烈に意識した時に，希望，恐怖，怒りなどのさまざまな感情を持つことにより，どんな危険をおかしてでも生き延びるという強い関心を抱きます．そして，その強い関心のゆえに，病気の進行を止めて生命を長引かせる可能性がどんなに小さなものであっても外科手術を受けようとします．この強い関心は，他の誰のものでもないその人自身のものです．また，その場限りの単純な感情とは異なり，その人は，ある程度ずっとその関心を持ち続け，それを気にかけ続けます．外科手術に賭ける選択が，これまでの自分自身の価値に矛盾することになると本人が意識できているとしたら，単に強い関心に支配されて盲目的に選択しているのではなく，他の選択をする可能性もきちんと担保されていることになります（Jaworska 2009, pp. 100–101）．

このように考える場合には，それまで表明してきた価値に矛盾するとしても，ケース1では，外科手術の希望は，自律的な意思決定として尊重される必要があることになります．またこれと同様に，ケース2でも，透析再開の要求が自律的な意思決定と見なされる可能性はあると考えられるのです．

5──自律を尊重して本人の意思を尊重するということ

これまで，自律や自律的な意思決定がどのように捉えられるかについて，いくつかの考え方を検討してきました．本人の意思が，自律的な意思決定として尊重されるのはどのような場合であるかを考えるためです．

2で述べたように，確かにある面では，本人にとって重要な価値に照らした判断を重視し，それに沿った一貫した人生を尊重することが大切だと考える傾向を私たちは持ち合わせています．ただしそれだけでなく，もともと人は，これまでとはまったく異なる状況に置かれたり，これまで経験したことのないような出来事に直面したり，あるいはまわりの人との関係性が変化したりしたときにはじめて，その状況で自分がどのように感じるか，自分にとって何が優先事項なのかがわかるという面もあると考えられます．さらに，本人の人生を形作る要素になるのは，かならずしも価値に照らして冷静に考えて導き出したものばかりでなく，気持ちを動かされ強い関心を持ったものでもあると言えます．

これらのことを考えるならば，ケース1，2では，外科手術の希望や透析再開の要求は，

単に冷静な判断ができない状態にあるゆえの意思決定なので無視してよい，とは直ちには言えなくなるかもしれません．というのも，3や4で確認した自律の考え方に従って，それらの希望や要求が，単なる苦痛やその場限りの感情からのものではなく，本人がその状況になって初めて判断できるようになったものであると考えられるならば，自律的な意思決定（言い換えれば，本人の自己決定）として尊重される必要性が生じてくるからです．

　そうすると，ケース1，2では，外科手術の希望や透析再開の要求につながった背景や理由などを注意深く理解することが重要になると言えます．例えば，ケース1では，可能な限り十分な話し合いを行うことによって，生き延びることへの現在の強い関心を，本人の文脈に即して理解する必要があるかもしれません．また，生き延びることへの強い関心の基になっている恐怖や失望などその時点のさまざまな感情に対応することによって，本人の強い関心が変わる可能性が考えられるかもしれません．ケース2では，これまで表明してきた価値と現在の透析再開の要求とが矛盾するのはなぜなのか，本人が現在どのようなことを重視しているのか，それはどの程度変わらない希望なのか，かつての一貫した希望とは異なる要求であることを理解できているのかなどを，さらに知る必要があるかもしれません．このようにして，自律を尊重し，本人の意思を尊重することは，その人が自分自身の固有の人生をおくるために不可欠な要素になるのではないでしょうか．

【註】

1　医療やケアの倫理に関わる自律の概念の由来として，しばしばカントやJ. S. ミルの思想が挙げられます．しかし，個人の自律については，それらよりもH. フランクファート，G. ドゥオーキン，W. ニーリィーの自律の説明によって議論されてきたとも指摘されます（Taylor 2005）．そこで，ここではG. ドゥオーキンの主張の検討から始めることにします．

【文献】

Beauchamp, Tom L.（2010）*Standing On Principles*, Oxford University Press.

Beauchamp, Tom L. and Childress, James F.（2019）*Principles of Biomedical Ethics 8th edition*, Oxford University Press.

Dworkin, Gerald（1988）*The Theory and Practice of Autonomy*, Cambridge University Press.

Gawande, Atul（2002）*Complications: A Surgeon's Notes on Imperfect Science*, Henry Holt, New York.

ホメーロス（1971）『オデュッセイアー（上）』（呉茂一訳）岩波書店.

Jaworska, Agnieszka（2009）"Caring, Minimal Autonomy, and the Limits of Liberalism," Hilde Lindemann, Maria Verkerk and Margaret Urban Walker（eds.）*Naturalized Bioethics: Toward Responsible Knowing and Practice*, Cambridge University Press, pp. 80-105.

Taylor, James Stacy（ed.）（2005）*Personal Autonomy: New Essays on Personal Autonomy and Its Role in Contemporary Moral Philosophy*, Cambridge University Press.

2
臨床におけるケアの倫理：「混沌の語り」から考える

早川正祐

はじめに

　臨床の実践においては，的確な医学的診断を下すことはもちろん，患者さん本人の語り
に耳を傾けながら，「これからの人生で何を大切にしたいのか」「そのためにはどのような
治療やケアの方針が最善か」を，本人・家族と共に考えることが，極めて重要とされます.
本章もまた，このような見方を前提にしています.

　しかし，この見方を受け入れつつも，私にはどうしても気になる点がありました．それ
は，「苦しみはそれが深ければ深いほど，言語化に抗う」という厳然たる事実です．個人
的な話になりますが，例えば私の母は重篤な病気にかかり酷く苦しみました．そして苦し
みに圧倒されている母にとっては，（通常の意味で）「語る」ということ自体，ハードルが
高かったのではないかと思います．今後のことも希望をもって語ることができず，途方に
暮れているように思われる，そのような場面が幾度となくありました．そして，もちろん，
これは私の母に限られたことではありません．だとすると，「語れないほどに苦しんでい
る人はどうするのだろう？」という素朴な疑問が生じてくるかもしれません.

　私もまたそういった疑問をもったのですが，そのようなとき，たまたま出会った本が，
病いの語りに関する研究で有名なアーサー・フランクの『からだの知恵に聴く──人間尊
重の医療を求めて』と『傷ついた物語の語り手──身体・病い・倫理』でした．これらの
著書でフランクは，自らの病苦の体験を通して，語りをめぐる繊細でありながらも力強い
思考を展開しています．私が心を揺さぶられたのは，「混沌の語り」というアイデアです.
フランクは，病苦の深さゆえにうまく言葉にならない身体化されたメッセージを，「混沌
の語り」として拾い上げ，私たちが通常「語り」と呼ばないような叫び・呻き・沈黙まで
をも，正真正銘の「語り」として捉え直します．そしてフランクは，「整然とした語りに
収まりきらない混沌にこそ，耳を傾けなければならない」と私たちに訴えかけます．私は，
フランクの語り概念の懐の深さに感銘を受けました．また同時に，自分がいかにそのよう
なメッセージに耳を傾けていなかったかを感ぜずにいられませんでした.

　「混沌の語り」を掬い上げるフランクの洞察には，病苦ゆえに未来を希望とともに語る
ことができない人々に対する深い敬意が息づいています．そしてそこにあるのは単なる温

情や善意以上の尊敬の念です．ケアの倫理をテーマとする本章において，フランクの洞察を手掛かりにするのは，この種の敬意こそがケアの根本になくてはならない，と私には思えるからです．

そこで以下では，フランクの論考を部分的に参照し，さらに発展させることで，「混沌の語り」にも開かれたケアの倫理に向けて最初の一歩を踏み出したいと思います．その際，3つの問いを設定しそれに応答することで，議論の充実化を試みます．第1節では，「なぜ混沌の語りを単に否定的なものとして捉えてはならないのか」という問い，第2節では，「どのような点で混沌の語り手は立派だと言えるのか」という問い，第3節では，「なぜ医療・ケアを担う人々もケアされなければならないのか」という問いを考察します．

1──混沌の語りが宿す「存在肯定」の力

苦しみに圧倒されているとき，私たちはその苦しみについて，整然と語ることはできません．「もうどうしよう，どうしよう」とひどく取り乱したり，「なんでこんなことになってしまったんだろう」と嘆いたり，「こんなのやってられるか」と怒りをぶちまけたりするかもしれません．もしくはその過酷な状況に言葉を失ったり，「誰も私の話なんて聞いてくれないだろう」とふさぎこんだりして，沈黙のままになるかもしれません．またたとえ語ることができたとしても，その苦しみを延々と際限なく語ることができるだけで，聞き手が期待するような未来への明るい希望によって，その語りが締めくくられることはないかもしれません．通常，こういった混沌は乗り越えられるべきもの，克服されるべきものと見なされています．

しかし，フランクの考察はもう少し繊細です．混沌の語りを単に克服すべきものとして捉えることで，私たちは，人間の尊厳に関わるとても大事なメッセージを聞き逃してしまう──そのような考えを，フランクの論考から読み取ることができます．本節ではこの考えを明確化し，さらに発展させていくことで，「なぜ混沌の語りを単に否定的なものとして捉えてはならないのか」を明らかにしたいと思います．というのも，そうすることによって，ケアの倫理にとって根源的な次元が示されるからです．まずはフランクが，入院中に知り合いになった患者さんについて述懐している箇所を手がかりにしましょう．

彼女はとても勇敢で，前向きで，明るいがん患者だった．しかし，私に言わせれば，［もはや明るく前向きに振る舞わなくなった］彼女の最期こそが，この上なく立派だった．彼女は体裁をつくろう芝居をやめて，自分の病いをあけすけに嘆き，怒りをあからさまに示してみせた．私は彼女がもっと早くからこういうふうに自分の感情を表現していればと思った．しかしそのときになっては何もかも遅かった．彼女は自分のハッピーなイメージを長期にわたって保つことによって，いったいどれだけのことを犠牲にしてしまったのだろうか？　私はそういう問いかけを発することしかできなか

った（フランク 1996, pp. 92-93, ただし一部改訳, ［　］内は補足）.

　一般的に言えば, 病いにいち早く適応し, 明るく前向きに生きていくことが素晴らしいことだとされがちです. 実際, そういった逆境をものともせずポジティヴさを維持する語りこそが, 社会的に好まれ広く受け入れられています. しかし, ここでフランクが主張しているのは, そのような語りの重要性ではありません. むしろ逆に, 病いに心をかき乱され, その理不尽さに対して怒りと悲嘆を思う存分に吐き出すこと——混沌の語り——が, このうえなく立派だと称讃されています. 一見, このようなフランクの考えは奇異に感じられるかもしれません. 世の中では, 困難な現状を嘆くよりも, 気分を素早く切り替え, 現状克服に明るく前向きに取り組むことの方が, はるかに立派なこととして称讃されているのですから.

　しかしながら私は, ここでのフランクの主張を, 人間尊重という臨床倫理の中心的理念に関わる根本的洞察へと, さらに発展させることが可能だと考えます. 「どのような点で混沌の語り手が立派だと言えるのか」に関しては次節で扱いますが, この次節の問いに答えるための足掛かりとして, まずは, 本節での問い＝「なぜ混沌の語りを単に否定的なものとして捉えてはならないのか」に専念しましょう.

　まず重要な点は, これまで歩んできた人生を意味あるものとして深く**肯定**しているから, 病いという不条理に苦悩し怒りと悲嘆を激しく表出できる, という点です. もし自らの人生を「もうどうでもよい, 無意味だ」と文字通り完全に否定していたなら, 病いの理不尽さに対して, そもそも怒りや悲嘆を感じることさえできません. だとすれば, この患者さんは怒りと悲嘆を感じ, まさにそれを周囲の人々に向けて吐露することを通して, 「私の人生, そして存在を, あなたも私と一緒に肯定してください！」と心の底から訴えているのではないでしょうか. すなわち, **存在肯定の分かち合い**がここでは切望されている, と言えるのではないでしょうか. この点をもう少し丁寧に論じましょう.

　私たちは, 喜び・充実感・安心などを肯定的感情とし, 怒り・悲しみ・不安などを否定的感情とします. しかし, フランクは「病いには否定的な感情など存在しない」（フランク 1996, p. 99）とまで言い放ちます. 確かにフランクは少し言い過ぎかもしれません. ですが, 怒りや悲しみが深いということは, 自らの人生を深い愛着とともに肯定しているということでもあり, その点においては, 苦悩を形作っている「否定的」と形容される諸々の感情は, 実のところ「肯定的感情」だとも言えるのです. このように「否定的」（とされる）感情の背後にある存在肯定の次元に着目するなら, フランクの見解を一歩進めて, 他者に向けて「否定的」感情を——叫び・呻き・沈黙という形であれ——表出することは, **存在肯定の共有を希求する根源的な訴え**として, 捉え直すことができます. たとえ沈黙という名の混沌の語りであっても, それに注意深く耳を澄ませば, その根底から発せられる「私の存在を, あなたも一緒に肯定してください！」という痛切な訴えが聞こえてくる, そのように考えることもできます. 残念ながら, フランクは, 混沌の語りが宿す

存在肯定の次元を示唆しつつも，混沌の語りを自己閉塞した語りとして特徴づけています（フランク 2002，pp. 145-147）．この点に関しては，私はフランクと見解を異にします．というのも，混沌の語りの根源にある，存在肯定の痛切な訴えを聞き取るなら，それは決して自己閉塞などしておらず，聞き手に向かっていく強い力——自己閉塞を突き抜けていく強い力——を有していると言えるからです．

　また，さらに言えば，混沌の語りにおいては，存在肯定への思いが，言葉の容器から溢れてしまうほど充満しているから，その思いは整然とした語りの秩序を突き抜けて，叫び，呻き，沈黙，あるいは際限なく続く語り，といった多様な混沌として湧出することになる．すなわち，存在肯定へと向かう力の激しさが，混沌の語りという形で現れる，とも考えられます．そうだとすれば，逆説的なことに，混沌の語りやその切羽詰まった状況で表出される「否定的」感情は，存在肯定へと向かう力の強度という点では，通常の「肯定的」感情よりもはるかに肯定的だとさえ言えるかもしれません．

　とはいえ，そのような相手から発される存在肯定の訴えを聞き取ったとき，私たちはその訴えにどう応じることができるのでしょうか．その切迫した訴えを聞き取ったがゆえに，私はひどく怯えてしまうかもしれません．しかし同時に，その訴えに対して，とても小さな行為を通して，その都度——いっぺんにではなく——応じることならできるのではないでしょうか．少なくとも，その可能性に賭けることができる環境が整えられるべきであるように思われます．実際，私たちは，相手が混沌とした苦しみの只中にあっても，相手からの存在肯定の訴えに対して，相手の**感情を分かち合う**ような具体的な行為を通して，応じることができるかもしれません．というのも，そのような感情共有を伴う小さな行為の内に，「あなたは大切な存在です」というメッセージを込めることができるからです．ある場面では，病いによって生きがいを奪われた相手の悔しさに真摯に耳を傾けること，ある場面では，辛そうに呻く相手のむくんだ足を優しくマッサージすること，またある場面では，悲嘆に暮れている相手と沈黙を共にすること，そしてある場面では，（相手が穏やかな表情を見せたさきに）相手と取り留めのない会話に興じること．そういった相手との感情の分かち合いを伴う小さな行為を通して，「あなたは大切な存在です」というメッセージを伝え，相手からの存在肯定の訴えに，不完全であれ応じることができる．もちろん，そう応じたとしても，相手から何度も拒絶されるかもしれません．だから楽観的にはなれませんし，楽観的になることが相手を傷つけたりもします．しかし，それでも，**ささやかな感情共有**を介して**存在肯定の共有**への一歩を踏み出すことが可能になる場合がある，そう控えめに言うことはできます[註1]．

　さていまや，私たちは，「なぜ混沌の語りを単に否定的なものとして捉えてはならないのか」という本節の問いに答えることができます．混沌の語りや，そこで表出される感情を，単純に否定的なもの，それゆえ克服すべきものとして考えたとたん，相手が発する存在肯定の切実な訴え——「私の存在をあなたも一緒に肯定してほしい」——を聞き逃してしまう危険性がある．そして，私たちが，相手のこの訴えを少しも聞き取ることができな

いなら，「あなたは大切な存在です」という思いを体現した行為は起こりようもない．その小さな行為の不在が続けば，相手は「自分の存在が尊重されなかった」と感じることになります．例えば，私が相手の呻きを「意味不明な病的症状」と見なし，足早にそこから立ち去るとき，また相手が発する怒りを，状況に対する「拒絶的な態度」と断定し，状況への適応を相手に促すとき，あるいは相手の沈黙を「こちらに何ら訴えたいことがない」状態と決めつけ，その沈黙の意味を探ることを怠るとき，私は，相手の苦悩を受け止めることから遠ざかっていきます．まさに，ここでは相手の身体から発される存在肯定の叫び——「私の存在をあなたも一緒に肯定してほしい」——が聞き落とされており，それゆえ，そこでは「あなたは大切な存在です」ということを示すような具体的な行為が為されないのです．ケアの倫理にとって根本的なこの次元が見過ごされてしまうこと，これこそが私たちが「混沌の語りは克服されるべき否定的なものにすぎない」という単純な考えに反対すべき理由なのです．

さらに付言すれば，臨床倫理において重視される情報共有のプロセスも，**存在肯定の共有**を志向し**感情共有**が伴うことで，生き生きとした血の通ったものになるのではないでしょうか．もちろん病苦に襲われていない私と，その只中にいる相手との間には，架橋できない状況の隔たりがあることも確かです．しかし，そういった相手への**届きがたさ**を身に沁みて感じることもまた，私によって代理できない相手の**存在の重み**を，受け止めることの一部をなしているように思えます．だから，あくまでも相手への届きがたさも感受しつつ，「あなたは大切な存在です」という思いを体現する行為をすることが，重要になるのだと思います．また私たちは，この届きがたさを自覚することで，少しでも相手に届くように，感情を分かち合う小さな行為を積み重ねていくことになるのかもしれません．おそらく，この地道な積み重ねの中で，「共に在る」ということが，相手との状況の隔たりを孕みつつも徐々に実現されていく．そしてそこにおいて，混沌とした病苦を抱えた相手の内に，病いとともに生きることへの微かな希望が芽生えるのではないでしょうか．

2——「先生」でもある混沌の語り手

前節の冒頭の引用で，フランクは，混沌とした語り手である患者さんを，このうえなく立派であると述べていました．また他の箇所でフランクは「混沌の語りに尊敬の念をもつことが道徳的にも臨床的にも求められる」（フランク 2002，p. 155，ただし一部改訳）と述べています．残念ながら，「どのような点で混沌の語り手が立派であると言えるのか」という問いに，フランクは主題的な形で答えているわけではありません．しかし，この問いは腰を据えて取り組む価値をもっています．というのも，その立派さを明確に理解することで，私たちは，混沌の語り手に対して敬意をもって接することへといっそう強く動機づけられるようになる，と考えられるからです．

この問いを考察するうえで注目すべきは，病いを抱えながらも，明るく前向きに生きる

ことを推奨するような規範がもってしまう負の側面です．普通に考えれば，「前向きであれ」「明るくあれ」という規範は，至極まっとうに思えます．まさに，そのような励ましが，病いを抱える人を勇気づけることがあるのですから．しかし，フランクも指摘しているように，そういった前向きな規範は，正の側面のみならず，「前向きになれないほど，過酷な状況に追い込まれている他者の病苦を，あたかも大したものではないかのように否認してしまう」という負の側面も抜きがたく孕みます．その結果，脆弱さを抱える他者の存在自体を否認してしまうことにもなります．以下は，そのような実例として，自己免疫疾患に悶え苦しむ哲学者，クレール・マランからの引用です．

　　私たちが悲観的な考え方に浸っていると非難する人もいる．……私の痛みなど存在しないかのように．私がまるで気がふれてしまったかのように．「考えすぎるからそうなるんだ．他のことを考えたらいい．何でもないことなんだ．」この激しい痛みを，「何でもない」と言う．そこで否定されてしまったら，［病いを抱えた］あなたはもう何ものでもない［ことになってしまう］．自分のエネルギーのすべてを使い果たしてしまうものが，存在しないというのだから．あなたの中で，あなたを蝕んで行使される暴力が，忘れ去られてしまうのだから．否定され，否認されているのは，あなたの存在のすべて（マラン 2015, p. 102, ただし［　］内は補足）．

　実のところ，「前向きであれ」「明るくあれ」という規範——以下では「前向き規範」と呼びます——は，「前向きで明るくある限りにおいて，あなたの存在を受け入れる」という冷たいメッセージを隠しもっています．つまり，それはハードルの高い条件付きの存在肯定であって，脆弱さを露呈する相手を，その存在丸ごと肯定してはいません．もちろん，その人の存在を丸ごと肯定することができるというのは，無邪気な幻想かもしれません．しかし，それは「幻想」であると同時に，私たちが決して簡単に手放すべきではない「理念」でもあるように思えます．そして重要な点は，混沌の語りが，まさに前向き規範の冷たさに必死に抗おうとしている点です．実際，混沌の語りの根底に息づいているのは，次のような痛切なメッセージではないでしょうか．「こんなメチャクチャ苦しい状況なのに，この期に及んで『気分を切り替えて前向きに！』にとか『明るく！』とか，いろいろ条件付けるの，もういい加減にやめて！　前向きでなくても明るくなくても，私の人生と存在に価値があることを認めてよ！　人間ってそんな強くないでしょ！」

　ここで留意すべきことは2つあります．第1に，ここでの存在肯定の叫びは，飽くなきものだという点です．「病いによって世の中で重宝されている能力や特性が剥ぎ取られていったとしても，私の存在を肯定せよ」という点で，それは**飽くなき存在肯定の訴え**なのです．そして，その訴えの根底に，脆弱さや壊れやすさを露呈する人間の生を，それでも肯定しようとする強い意志を，読み取ることもできる．その意味では，混沌の語りを，「どんな人であれ，ひとりの人間として尊重しなければならない」という**人間尊重の理念**

を志向する語りとして，聞き直すこともまたできるのではないでしょうか．

　第2に留意すべきは，混沌の語りによって，その冷たさが告発されているところの前向き規範とは，往々にして，私たち各自の内奥にまで浸み込んでいる規範だということです．おそらく，私たちの多くは幼いときから「前向きに頑張れ」「もっと明るくポジティヴに」と周囲の人に言い聞かされ育ってきました．そして，私もそこから容易には抜け出せません．しかし前向き規範は，「あなたが前向きなら，あなたの存在を受け入れます」ということであり，それは存在肯定の理念を極めて不十分な形でしか体現していない．そして，このような前向き規範が徹底されると，「人間はどんな困難に直面しても前向きになれるし，前向きになるべき」という強者の論理となります．その結果，まさにマランがそう体験したように，過酷な現実を生きる人間の苦しみの深さは否認され，その人の存在は蔑ろ<ruby>蔑<rt>ないがし</rt></ruby>にされることになります．その意味では，前向き規範は人間的な側面のみならず非人間的な側面も備えてしまうのです．

　以上の点を踏まえるなら，世の中で重宝される能力や特性を剥ぎ取られても，なお人間を肯定しようとする「混沌の語り」は，私たちの多くが縛られている前向き規範の次元から，「誰でも，ひとりの人間として尊重されるべき」とする人間尊重という高次の倫理的次元へと，私たちを解き放とうとしている，と捉えることもできます．この捉え方においては，相手が発する混沌の語り——またその根源にある存在肯定の訴え——は，前向き規範から，私と相手が**共に自由**になることを志向するものなのです．そこにあるのは，「あなたも私と一緒に，人間の傷つきやすさや弱さを認めてくれませんか」という嘆願であると同時に，「世の中を支配する前向き規範——強者の論理になりがち——から，一緒に自由になりませんか」という誘い<ruby>誘<rt>いざな</rt></ruby>いです．このように考えるなら，混沌の語りは，非人間的な顔ももつ前向き規範の支配から，自己や人間を解放しようとする語りでもあり，その意味で，**自己解放の語り**や**人間解放の語り**としても捉えられるのではないでしょうか．

　いまや私たちは，「どのような点で混沌の語り手が立派だと言えるのか」という本節の問いに答えることができます．混沌の語り手は，「誰であれ，ひとりの人間として尊重されるべき」という人間尊重の理念を，私たち（の多く）より先に生きようとしている．そして，存在肯定の訴えを通して，「そんな前向きにならず，もう少し後ろ向きになって，人間尊重の理念を共に生きてみませんか」と私に呼びかけてくる．このように私が至っていない高い境地を先に生きようとし，そこへと導こうとする点で，混沌の語り手は立派であり，尊敬に値する先生としての側面をもつのです．

　とはいえ，私たちは，しばしば，（肩書としての）先生に対してと同様，「混沌の語り手」という先生に対しても，尊敬の念と同時に反発心を抱くのではないでしょうか．実際，私は自分の母親が，混沌の語り手という「先生」になったとき，大したケアなどしていないのに，心身ともに消耗してしまい，さんざんお世話になった母親に対して反発心どころか，とても不謹慎な思いまで抱いてしまいました．私の場合は，「ケアを担った」とまでは言えないのですが，ここでは，病いを抱える人のみならず，医療・ケアに関わる人々も，

脆弱さを抱えているという事実が浮上してきます．最後に，この点に簡単に触れて論を閉じようと思います．

3——医療・ケアを担う人々へのケア

　専門家・非専門家にかかわらず，医療・ケアを担う人々もまた，傷つきやすさや弱さを抱えているのではないでしょうか．もちろん，その脆弱さは，その人がどのような状況・立場に置かれているのかによって多種多様です．しかし，それでも，脆弱さを抱えているという点を踏まえることで，「病苦を抱える人々のみならず，医療・ケアに関わる人々もまた，ケアされなければならない」という考えに至ることができます[註2]．

　前節の考察を踏まえると，人間尊重は，「誰であれ，その人が抱える**傷つきやすさや弱さも含めて，ひとりの人間として尊重されなければならない**」ということを意味します．「誰であれ」と謳っている以上，この人間尊重の理念は，病苦を抱える人々のみならず，医療・ケアを担う人々に対しても適用されるべきです．そして，医療・ケアを担う人を，その人が露呈する脆弱さを含めて尊重するということは，過酷な状況に直面したら（また過大な責任を押し付けられたなら），その人が心身共に消耗して泣き叫んだり，周囲の人々に怒りをぶちまけたりしたくなるような傷つきやすい存在であることを認めることも含んでいるように思えます．だとすれば，人間尊重の理念に基づく限り，医療・ケアを担う人々の苦悩をも受け止めるようなケアが必要とされます．つまり，病苦を抱える人々へのケアと，医療・ケアを担う人々へのケアという，ケアの両輪が，人間尊重に基づくケアの倫理には要請されるのです．

　正直なところ，「そのケアの両輪はどう実現されるの？」と尋ねられると，答えに窮してしまいます．ただ私は，そのようなケアの両輪を具現化しうる，もしくは具現化すべきひとつの場として，臨床倫理の事例検討会があるのではないか，と思っています．事例検討会では，まず患者さんの病いの具体的経過とそれを取り巻く状況について，その患者さんを担当していた医療者が，個別的なエピソードを交えながら報告します．その後，「患者本人・家族の一筋縄でいかない苦悩やニーズをどう理解し，それにどう対応できるのか」を，多職種のグループになり——また非専門家も混ざって——皆で考えます．そこでは，報告された患者本人・家族の発言がもつ意味が共に探究され，患者本人にとっての最善が，多角的に考察されます．しかし，そういった話し合いの過程で，患者応対の中で苦悩する報告者＝医療者が感じた動揺と葛藤にも，関心が向けられ，その苦悩する真摯な姿勢に敬意が払われる，ということが往々にして起こります．もちろん，これは，医療・ケアを担う人々に対するケアのほんのひとつのあり方でしかありません．しかし，ここでは「誰でも，傷つきやすさや弱さを抱えるひとりの人間として尊重されるべき」という人間尊重の理念が，病苦を抱える人々のみならず，医療・ケアを担う人々にも拡張され具現化されていると言えます．つまり，「病苦を抱える人々と医療・ケアを担う人々の**双方の存**

在が大切にされる」というケアの両輪が，ささやかな形ではありますが，実現しています．もちろんケアする人がケアされないという問題は，社会のメンバーが共有すべき問題であり，その解決には（ケア責任の再配分を含む）構造的・制度的介入が必要とされます．しかし，それと同時に重要なのは，病苦を抱えた人々に対してと同様に，医療・ケアを担う人々に対しても，「あなたは大切な存在です」という思いを込めた小さな行為，すなわち感情（苦悩）を分かち合うようなささやかな行為を，積み重ねていくことであるように思えます[註3]．

【註】

1　なお，こういった小さな行為には確かな技術も必要だという点に関しては，ジネスト＆マレスコッティ（2016）．
2　文脈は少し異なりますが，ケアする人のケアという考えに関してはキテイ（2010）の論考に負っています．
3　本稿の内容は，「2020年度 医療・介護従事者のための死生学セミナー」（東京大学大学院死生学・応用倫理センター上廣講座主催）の講義内容に基づいている．

【文献】

フランク，アーサー・W.（1996）『からだの知恵に聴く——人間尊重の医療を求めて』（井上哲彰訳）日本教文社．
フランク，アーサー・W.（2002）『傷ついた物語の語り手——身体・病い・倫理』（鈴木智之訳）ゆみる出版．
ジネスト，イヴ＆ロゼット・マレスコッティ（2016）『「ユマニチュード」という革命——なぜ，このケアで認知症高齢者と心が通うのか』（本田美和子日本語監修）誠文堂新光社．
キテイ，エヴァ・フェダー（2010）『愛の労働あるいは依存とケアの正義論』（岡野八代・牟田和恵監訳）白澤社．
マラン，クレール（2015）『私の外で——自己免疫疾患を生きる』（鈴木智之訳）ゆみる出版．

3
臨床の倫理原則における《尊厳》の位置

清水哲郎

はじめに

　臨床倫理に関して，私たちは「人間尊重・与益・社会的適切さ」という３つの倫理原則を提唱してきました（本書概説編第１章参照）．これらは絡み合って，社会として行うケアに従事する者がケアの相手に対してとる《ケアする姿勢》を表現しています．言い換えれば，ケア従事者の《ケアする姿勢》を「ケアの進め方」「ケアの目的」「社会が行うケア」という３つの座標軸に即して分析すると，この３原則になるのです．他方，臨床における対応をめぐって，しばしば「（人間の）尊厳」ということが引き合いに出されます．では，尊厳は，この３倫理原則と何らかの関係があるのでしょうか．あるいは，これら倫理原則とは別の何らかの価値なのでしょうか．以下，考えてみましょう．

1――尊厳＝dignity の３つの意味

　まず，「尊厳」という用語について考えましょう．「尊厳ある死」や「人間の尊厳」がテーマになる際に，「尊厳」の意味を知ろうとして国語辞典を引いても，「尊く厳かなこと」などという説明しか見出せません．なぜかというと，「尊厳」が語られる文脈自体が日本発のものではなく，欧米から入ってきたもので，それを日本語で考えようとした際に，「尊厳」が英語〈dignity〉の訳語として選ばれたからです．そこで，このような文脈における「尊厳」の意味を理解しようとするならば，〈dignity〉の意味・用法を調べる必要があります．

　そこで英語の用法を調べると，〈dignity〉には次の３つの用法があるとされます[註1]．

　・「見かけや振舞いの厳かさ」を形容する
　・「尊重に価する」という価値を意味する（客観的用法と呼ぶことにします）
　・「自らに価値があると感じること」を意味する（主観的用法と呼ぶことにします）

これらのうち，最初の「見かけや振舞い」を形容する「尊厳」は「威厳」，「重々しさ」等の表現と親和的なものですが，目下の文脈には関係なさそうなので，検討の対象外とします．

次の客観的用法と呼んだ「尊厳」の使い方は次のように説明することができるでしょう．「Xにdignityがある」とは「Xを尊重すべきである」という要請に他なりません．言い換えると「Xを尊重しなさい」という指令なのですが，こう語る人が単独でこのように指令しているのではなく，社会的要請として社会を代表して指令しています．このことが「……べきである」と表現されるわけです．では，「Xを尊重せよ」とはどういうことかというと，「Xを弄んではいけない，蔑ろにしてはならない，支配しようとしてはならない」といったことを含んでいて，いわばXを下に見るのではなく（「上から目線」はダメ），Xを尊いものとして見上げるような（「恭しい」）姿勢で，相手に誠実に対応することと言えるでしょう．こう見てみると，この場合の「尊厳」はX自体についてというよりも，Xに対する周囲の側の姿勢について語っており，姿勢について語ることによりXの価値を間接的に語っていることになります．

他方，主観的用法の場合，〈with dignity＝尊厳が伴っている〉とは自己肯定感や自尊感情がある状態を指しています．この意味の尊厳は〈my dignity＝私の尊厳〉というように「誰かの尊厳」という表現がされることが多いとされてもいます．「私の尊厳は失われていない」は，自らの現在の生を肯定し，前向きに生きようとする姿勢であることを表現していると言えるでしょう．このように主観的用法の場合「尊厳があるか」どうかは，本人が自らの現在をどう把握し，どう評価するかに相対的であり，「失われる」こともあり得ることになります．

[客観的用法と主観的用法の連関]　尊厳の2つの用法は無関係ではありません．相手の尊厳に反する行為（客観的用法），例えば相手を蔑ろにする，また屈辱を与える（humiliate [註2]）行為は，相手の尊厳（主観的用法）ないしプライドを傷つけるのです．逆に，相手を褒める，高く評価するといった行為は相手をdignify（文字通りには「尊厳あるものとする」）しますが（客観的用法），その相手の側に立っていえば，周囲から自分が高く評価されれば，通常自己評価もプラスになるものです（＝主観的用法）．

2───尊厳＝尊重に価するという価値と人間尊重原則

尊厳の客観的用法の代表例が，世界人権宣言（第1条）の「すべての人間は……，尊厳と権利とにおいて等しい」（All human beings are...equal in dignity and rights.）における尊厳です．すべての人間が等しく尊厳をもっているというのであれば，例えば，いかに悲惨な，貶められた状況にある人間にも，人間の尊厳は変らず確固としてあり続けます．そして，ここで「尊厳があり続ける」とは，「どんな状態にある人に対しても，尊重し，恭しい姿勢で向かえ」と周囲の人に要請する語りかけに他ならないのです．

倫理の場面に即して考えれば，人間尊重原則「相手を人間として尊重せよ」がまさしくストレートに「相手に尊厳がある」を表現しています．すなわち，相手を尊重するとは，相手を下に見て，支配しようとしたり，自分の意のままに動かそうとしたりすることと正反対の姿勢，相手を尊い者とみて，恭しく誠実に対応する姿勢を指すことになります．

　なお，本人が「して欲しくない」と意思表明していた治療や本人にとって益にならないような侵襲的な介入を無理にすることは，本人の尊厳に反し，本人を弄ぶこと，虐待に等しいとして，「尊厳に反することはするな」と主張されることがあります．この場合，例えば，本人の意向に反して生命保存を図ることは尊厳に反する介入だとしてこれをしなかった結果，本人が死に到った場合，その選択の理由は，本人を人間として尊重することの一環としての本人の意に反して押し付けの介入をすることをしない・やめることですから，本人の「尊厳（客観的用法）」を認めることに基づくと言われるのです．

3──尊厳＝自らに価値があるという感じと与益原則

　「尊厳」の主観的用法は，要するに人が自らの現在の生を全体として肯定できる際に，その人にある（その人がもつ）ものです．ですから，「こんな人生なら生きていても仕方ない」等と肯定できない状況になると「私の尊厳は失われた」ということになります．このような用法の例として，人生の最終段階における本人の良い生にとって重要なこととして尊厳がしばしば挙げられます．例えば，英国国民医療サービス（NHS）は，エンドオブライフ・ケアの第2の目標を「尊厳をもって死に到るように支援する（…help you…to die with dignity）」としています[註3]．ここにおける「尊厳」は主観的用法です．人生の終わりの部分で最期まで自らの生を肯定し，前向きに生き続け，生き終わることこそ，「尊厳ある死」が一般に意味していることです．

　「自らの生を肯定し，前向きに生きられる」ということは，「本人の人生の最善」にとって要となる要素だと言えましょう．そうであれば，NHSがEOLCについて「死に到るまで尊厳を保つことを目指す」としているのは，まさしく与益原則の核心に適ったことになります．

　現在，日本では「尊厳死」（death/dying with dignity）はしばしば「徒（いたずら）な延命治療をせず，苦痛の軽減だけ行って死に到る」ことだと理解されます．他方，米国で「尊厳死」とは（尊厳が失われる前に）「死期が近づいてきた人が医師に処方してもらった薬によって自殺すること」（＝医師に幇助された自殺）であるという理解が流通しています．しかし，以上のように「尊厳をもって死に到る」を理解した上では，いずれにせよ特定の死に方を指す表現だと理解するのは不適切です．確かに死に向かうプロセスにおける延命治療の差し控えなり医師に幇助された自殺なりの選択が主観的な意味の尊厳を保つ結果となるかもしれません．しかし，こうした特定のタイプの最期のあり方・選び方だけが「尊厳ある死」なのではなく，すべての人が最期の日々を肯定しながら，前向きに生きることが，

EOLC が目指す「尊厳（主観的な意味）ある死」なのです.

　では，死が近づいた人が「こんな状態になってしまっては，もう私の尊厳は失われた」と訴えたら EOLC はどういう対応をするでしょうか.「では，尊厳なき状態で無理に生きなくても良いように自殺する薬剤を処方しましょう」でしょうか？　否,「どうすれば尊厳を取り戻すことができるか」と考え始めるでしょう（というよりも,「こんな状態では尊厳が失われた」と本人が感じないですむように，予め対応を始めるのが本当ですね）.

　主観的意味における尊厳が失われたり，奪われたりするのは，死が近づいた場合ばかりではありません. それはさまざまな虐待がもたらす共通の結果でもあります. 虐待という行為は，客観的な意味での尊厳に反するものです. 虐待は個々人の「尊重に価する／尊重の対象として遇すべきである」という価値（＝客観的意味における尊厳）を否定する,「尊重する」の正反対の行為だからです. こうして，虐待がテーマとなる文脈で「尊厳」が語られる時，その意味は主観的—客観的用法にまたがって使われている場合が多いように思われます. しかし，以上は単に用語法に注目した出発点に過ぎません. さらに主観的な尊厳の臨床的意味を知るためには，例えば，虐待を受け続けた人の「消えたい」ということばの表出に，主観的尊厳が失われた状態の悲惨さを見出し，そこからの回復の過程を探った歩みなどから，具体的に教えられる必要があると感じています[註4].

おわりに

　《尊厳》について整理することを目指して以前から折に触れて何度も説明を繰り返してきた客観的用法と主観的用法の区別に基づく理解を提示しました. 本稿ではさらに両者が交叉する場面に進み，尊厳をめぐる現代的課題としての高齢者ケアにおける虐待の問題を考える入口に辿り着きました. 孤独と並んで虐待は高齢者の主観的尊厳に深い打撃を与えると思われますが，それが登場する事例に臨床倫理的検討を加える際にも，私たちが《尊厳》についてよく理解しておくことが肝要だと思った次第です.

【註】
1　COBUILD Advanced English Dictionary.
2　To humiliate の説明：to lower or hurt the dignity or pride of（British Eng.）（Collins English Dictionary）；to hurt the pride or dignity of by causing to be or seem foolish or contemptible; mortify（Webster's New World College Dictionary, 4th Edition）.
3　https://www.nhs.uk/conditions/end-of-life-care/what-it-involves-and-when-it-starts/（2021 年 7 月 31 日確認）.
4　高橋和巳（2014）『消えたい——虐待された人の生き方から知る心の幸せ』筑摩書房.

4
厚生労働省「人生の最終段階ガイドライン」と《情報共有─合意モデル》

清水哲郎

　厚生労働省が2018年に公表した「人生の最終段階における医療・ケアの決定プロセスに関するガイドライン　改訂版（註1）」（以下，「改訂版ガイドライン」と略記）は，アドバンス・ケア・プランニング（ACP）や在宅ケアを念頭において改訂しており，高齢者ケアの需要に応える際に有益なツールとなることが期待されます．しかしながら，本ガイドラインに則ってエンドオブライフ・ケアや看取りをするよう要請されても，具体的にどのようにすればよいかについては，はっきりしないところがあります．実は，本ガイドラインを読み解くと，本書がお勧めする意思決定プロセスの〈情報共有─合意モデル〉（概説編第1章参照）およびその考え方に基づく〈臨床倫理検討シート〉（概説編第2章参照）との親和性が非常に高いことが分かります．また，人生の最終段階に限らず，医療・ケアに関する意思決定プロセス一般についても有効であることも見えてくるでしょう．そこで読者諸氏がこのような場面でも〈情報共有─合意モデル〉が有効であるとご理解くださり，実践においてご活用くださることを期待して，改訂版ガイドラインを読み解いた結果を提示いたします．

1──関係者の合意形成を目指す

　改訂版ガイドラインの意思決定プロセスの要は，「本人，家族等，医療・ケアチーム間の合意」であることが確認できます（解説編　基本的な考え方6)）．合意を目指す話し合いであればこそ，そのプロセスが意思決定支援にもなるのです．しかし，本文中の具体的にプロセスを説明する箇所（本文2)）を見る限りでは，本人と医療・ケアチームとの話し合いについて「合意形成に向けた」とあるだけで，その他の家族等との話し合い等に関しては，「合意」についての言及がありません．
　プロセスは(1)「本人の意思確認ができる場合」と，(2)「できない場合」に分けて説明されています．このうち意思確認ができる場合のプロセスについてはおおよそ次のような流れになっています．

① 　医療側による本人の状態に関する医学的検討と医学的妥当性の判断
② 　医療従事者から本人への適切な情報の提供と説明

③　本人と医療・ケアチームとの合意形成に向けた十分な話し合いと，それを踏まえた本人による意思決定

④　多専門職種から構成される医療・ケアチームとしての方針の決定

　ここで③について「話し合い」が「合意形成」を目指すものだとされていますが，合意形成は努力目標なのか，あるいは「合意」にいたらないと，本人による意思決定やそれに続く④に進まないのかは，一読の限りでは明らかではありません．

　また，「本人の意思確認ができない場合」については，決定プロセスの説明を見ただけでは「合意」が要であることははっきりしません．「家族等」と医療・ケアチームの話し合いの説明に「合意」は全く登場しませんし，「本人にとっての最善の方針をとる」とは言われますが，どう決めるのかははっきりしないのです．

　しかし，ガイドラインをよく読むと，本人の意思確認ができる場合もできない場合も，「合意」があってはじめて決定に進めることが，次のように明らかなのです．ガイドラインが決定プロセスの流れを提示する部分（本文 2）には，(1)「本人の意思確認ができる場合」(2)「できない場合」の説明に続いて，(3)「複数の専門家からなる話し合いの場」という項目があります．ここでは，医療・ケアチーム，本人，家族等の間の話し合いが合意に到らない場合に，他の専門家等を加えた話し合いの場を設けて話し合い，助言を求めるとされています．かつ，そこで助言を得て医療・ケアチームはなお合意を目指して本人や家族等と（場合によってはチーム内で）更に話し合うというのです（解説編 2 注16）．こうして，医療・ケアチームが「決定」に進めるのは，先立つ話し合いで合意に到っている場合であることになります．

　以上の点を含め，意思決定プロセスの進め方についてガイドラインが語るところを図1のフローチャートにまとめておきました．すなわち，本文(1)，(2)の意思決定プロセス中に「合意が必要」と明記されているわけではありませんが，(3)に「合意」に到らなければ決定には進めず，第三者である専門家もくわわった話し合いの場で助言を得，さらに話し合いを進めて合意を目指すという指針が示されている以上，決定に進めるのは合意に到った場合だと考えざるをえません．そこで，図1では論理的に言って合意に到っていないと先に進めない部分に［合意］と記してあります．

　「合意」は，人間どうしが共同で何かをしようとする時にどのような人間関係を形成しているかを端的に表すことばだと言えます．医療・ケアという作業に際して，「ケアの対象になっている本人が決める」や，「本人の状態や治療についてよく知っている専門家が決める」等ではなく，「合意による」と「本人の意思決定による」とが並存しているようなあり方を改訂版ガイドラインは提示しています．互いの対等な人間関係，互いの独立した立場を認めつつ，話し合いの参加者たちが本人の意思決定を支援する関係が，「合意」として語られているということができるでしょう．こうして合意は，ガイドラインが含意する人間関係における人間尊重原則を指し示す特徴的な用語になっているとも言えます．

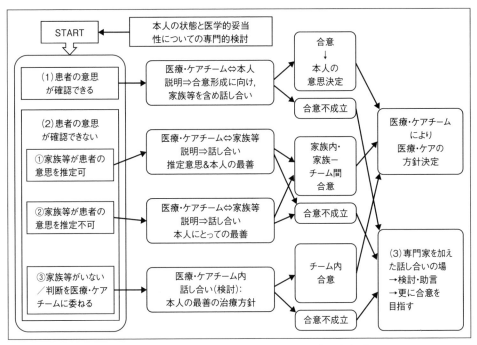

図1 厚生労働省ガイドライン（2018改訂版）による意思決定プロセス

2──合意を目指す話し合いの中身＝意思決定支援の進め方

では，この合意を目指す話し合いにおいては何をどのように話し合えばよいでしょうか．この点について改訂版ガイドラインを解説編も併せてよく読むと，以下の2点が抽出できます．これらはいずれも与益原則の要となる考え方を示すものです．

[医学的妥当性・適切性]　本人の意思決定は，「医療・ケアチームによる医学的妥当性・適切性の判断と一致したものであることが望ましい」とされています（解説編 2 人生の最終段階における医療・ケアの方針の決定手続 注10）．ここで「医学的妥当性・適切性」は一般的に人間にとって何が最善かを基準にして評価されるもので，上述の意思決定プロセスの流れ①〜④に即して言えば，③で，話し合いを踏まえてなされる本人の意思決定（したがって合意）の内容が，①でなされる医学的妥当性の判断と調和していることが望ましいと言っていることになります．

[人生と価値観]　医療・ケアチームには「本人のこれまでの人生観や価値観，どのような生き方を望むかを含め，できる限り把握する」ことが要請されています（解説編 基本的な考え方 4)）．また，本人には，自らの意思を伝えられない状態に備えて，「これまでの人生観や価値観，どのような生き方や医療・ケアを望むか」を家族等と日頃から話し合っておくことが勧められてもいます（解説編 2 注13）．すなわち，医療・ケア側は，本人が個別の選択についてどのような意向であるかのみならず，個々の意向のベースにある本

人の人生・価値観を知る必要があるわけです（これが個々人ごとの最善の基準となります）．それを本人と共有した上でこそ，それを評価の物差しとして，当該の本人にとっての最善について個別化した検討を本人や家族と共同で行えるのです．そのような共同の検討こそ本人に対する意思決定支援に他なりません．

話し合いにおいて，本人の人生・価値観を共通の前提として踏まえ，治療・ケアの個別の選択や包括的な方針選択について合意形成を目指してなされることは，医学的妥当性を踏まえた上で，テーマとなる選択の諸選択肢を人生・価値観に照らして評価し，最善を見出すことになるでしょう．ここで，例えば，本人が個別の選択について一定の意向をすでに表明しているが，それと本人の人生・価値観とが整合的でないという場合が時に起きます．その場合，話し合いは，本人が自らの人生・価値観に照らして最善と言える整合的な個別の意向を形成できるように支援する場となります．

その他，合意形成を妨げるいろいろなタイプの齟齬があり得ますが，ここで必要なのは，本人の気持ちを理解しようとする姿勢をベースにするダイナミックな対応です．「一見両立しないように見えるが，新しい選択肢が見つかれば，または既にある選択肢の微修正をすれば，両立させることができ不一致が解消するかもしれない」，「本人は矛盾したことを言っているように見えるが，理解を深めることができれば，本人の気持ちがもっともだと分かるかもしれない」というような柔軟な姿勢なのです．

3——「家族等」の範囲と役割

本人以外の医療・ケアチームが話し合う相手について，簡単に触れておきます．すなわち，ガイドライン改訂版においては「家族等」として言及されており，法的な家族に限らず，一緒に暮らしている人等，本人が事実上家族のように遇している相手や信頼している友人，また，本人が代理人として指名した者も含んでいます（解説編 2 注12）．そして，医療・ケアチームが本人と話し合う際に，「家族等」も参加することが奨励されています（解説編 基本的な考え方 6））．本人の意思確認ができなくなった場合には，家族等は合意を目指す話し合いの主な相手であり，本人の意向を推定できる立場であることで「一層重要」です（解説編 2 注13）．ただし，「代理人」も含め「家族等」は本人が意思決定できなくなった場合にも，本人に代わって決める立場（「代理意思決定者」，「代諾者」）になるわけではありません．では，本人の意思確認ができない場合に，医療・ケアチームと家族等との話し合いはどのようにして結論を出し，決定に進めるかといえば，ガイドラインの文言を見る限り（図にある通り），「合意」によるのです．

おわりに：合意と本人の意思決定との関係

おわりに，「関係者の合意と本人の意思決定」が並び立っていると先に指摘した事態を

どのように理解したらよいかについて，改訂版ガイドラインにおける「インフォームド・コンセント」を現時点での到達点として提示します．改訂版はこれを「適切な情報に基づく本人による意思決定」と説明しています（解説編 基本的な考え方 3)）．ここで本ガイドラインの勧めるプロセスを進み，「適切な情報に基づいて」（informed）本人が意思決定をする際には，本人が把握している情報には医学的な情報のみならず，「自らの人生・価値観について関係者が理解して，それに相応しい（＝「自分らしい」）選択肢を一緒に考えて合意に到った，したがって今自分が行う意思決定は関係者に支持されている」といった情報も含まれているはずです．すなわち "informed" な意思決定は，「医学的情報に加えて，自らの人生の最善を関係者と共に検討した経緯の把握を伴った」意思決定なのです．

　インフォームド・コンセントは「各々が自分のことは自分で決める」という社会のメンバー同士の個人主義的人間関係理解のもとで，個人の尊厳（客観的意味：本編第3章参照）を自律尊重のみで理解しようとする思想を背景に生まれた考えでした．しかし，今や本人が自ら主体的に選択することが，「各々が思い思いに選ぶ」と共に「本人のベースにある思いを尊重し，これに基づけば何が本人らしいかを一緒に考え選ぶ」でもある人間関係が，「合意」を目指す意思決定プロセスとして登場しました．このような関係における相互の尊重こそが，現在の個人の尊厳（客観的意味）に相応しい人間尊重です．インフォームド・コンセントは，周囲の人々に支えられ「あなたらしい選択だ，支持するよ」（＝本人の客観的尊厳を認める言語行為）と励まされ（エンパワーされ），自己肯定しつつ前向きに生きる姿勢で（＝尊厳：主観的意味）自ら行うという事態を表現する用語，現在における各人の尊厳（主観的かつ客観的意味）の表現として再生するのです．否，再生させようではありませんか．

【註】

1　厚生労働省　人生の最終段階における医療の普及・啓発の在り方に関する検討会「人生の最終段階における医療・ケアの決定プロセスに関するガイドライン 解説編」2018 年 3 月（https://www.mhlw.go.jp/file/04-Houdouhappyou-10802000-Iseikyoku-Shidouka/0000197702.pdf　2021 年 7 月 31 日確認）．

5
高齢者のための ACP：frailty の知見を活かす

会田薫子

1———長寿時代の臨床倫理

　20 世紀後半以降，医学・医療の目覚ましい進歩は寿命革命につながりました．1947 年に約 50 年だった日本人の平均寿命は，2020 年には男性が 82 年，女性が 88 年となりました．日本は世界でトップレベルの長寿国です．

　一方，さまざまな加齢による変性を抱えながら最期へ向かう過程において，医療行為を受けたためにかえって苦痛が増したり，尊厳が損なわれたりする場面もみられるようになりました．

　多くの人にとって人生は長くなりましたが，老衰の進んだ超高齢者に負担となる医療行為が行われ，穏やかな最終段階が阻害されることも多くなりました．

　臨床倫理はこのジレンマにどのように対応すべきでしょうか．加齢による影響を医療の意思決定支援に取り入れる方法について，以下，考えてみます．

2———frailty：老化の科学を臨床に活かす

　医療に関わる事柄を検討する際には，その基礎として，時代に合った新しい医学的な知見を踏まえることが大切です．医学的に適切な判断を土台とすることではじめて，臨床倫理的に適切な判断も可能となります．

　その意味で，今世紀に入ってから老年学の中心的な課題となっている "frailty（フレイル）" の科学を活用することは重要です．今後，高齢者に対し医学的および倫理的に過剰医療と過少医療を回避し適切な医療を提供するために，きわめて重要な知見になると考えられています．

　frailty とは何か．frailty は身体面だけでなく精神・心理社会的な側面にも関わる複雑な概念であるため，世界的には概念は未統一です．しかし，少なくとも身体的な frailty についてはおおよその合意が得られており，国際 frailty コンセンサス会議で，「複数の要因による医学的な症候群であり，高齢期における体力や耐久力の衰えと生理的予備能の低下によって個人の脆弱性が増し，要介護状態になりやすくなったり，死亡のリスクが高まっ

たりすることを特徴とする」（Morley *et al.* 2013）と定義されました.

つまり, frailty の進行に伴い, 何らかの影響で要介護状態になったり, 死亡の転帰をたどったりしやすくなるということです. 何らかの影響とは, 物理的, 化学的, 心理的に本人の負担になるものであり, 医療やケアの行為も含まれます. 例えば手術は物理的な影響を与え, 薬剤は化学的な影響を与えます. 特に医療行為のなかで侵襲性が高く本人にとって負担の重いものほど, 深刻な影響を及ぼす恐れがあるので注意を要します.

暦年齢と frailty の関係を調べた研究で, 暦年齢が高いほど frailty になりやすくなり, 特に 80 歳以上で顕著になると報告（Collard *et al.* 2012）されていますが, frailty の特徴の 1 つに個別性の高さがあり, 暦年齢が同じ集団でも frailty の程度は一人ひとり異なることがわかっています. これは意思決定支援にあたる医療・ケアチームにとって, おさえるべき要点の 1 つです.

frailty は, 従来, 年齢で判断されがちであった老年に特徴的な諸問題に関して, 年齢とは独立した予測因子となることが次第に明らかにされ, 注目されています.

3──2つの研究潮流

frailty は英語圏で形成された概念であり, 現在, 世界には frailty に関して 2 つの研究潮流があります（Collard *et al.* 2012）. 一方は要介護状態になる前の少し老化の影響がみられるようになった状態に特化した研究（Fried *et al.* 2001）であり, これは日本老年医学会に採用され, 同学会は 2014 年にその訳語を「フレイル」（日本老年医学会 2014）とすると発表しました. この考え方では, フレイルは健康な状態と要介護状態の中間状態であり, 要介護状態になるとフレイルではなくなるとされています. この考え方は厚生労働省の介護予防と健康寿命の延伸政策に活かされています.

他方の frailty 研究では, frailty は要介護状態の前段階であるフレイルな段階から次第に軽度 frailty, 中等度 frailty, 重度 frailty へと進行すると考えられています（Rockwood *et al.* 1999）. 2013 年に発表された国際 frailty コンセンサス会議の報告（Morley *et al.* 2013）にて紹介された, "CFS（Clinical Frailty Scale）" という 9 段階のスケールは, この考え方によるものであり, frailty の程度を判断する尺度として使用されています（表1）.

4──医療行為が益ではなく害になる

上記の国際会議では, frailty が進行した高齢者に益ではなく害を及ぼす恐れの高い医療行為として, 放射線療法, 化学療法, 手術, 循環器関連などの処置が挙げられました.

frailty が進行した高齢者に対しては, 治癒を目指して侵襲性の高い治療を行うことよりも, 苦痛の緩和と QOL の最適化を中核とした緩和ケアを行うべきと報告されています

1	壮健（very fit）
	頑健で活動的，精力的で意欲的．定期的に運動する傾向があり，同世代のなかでは最も健康状態がよい．
2	健康（fit）
	疾患の活動的な症状を有してはいないが，カテゴリー1ほどの健康状態ではない．しばしば運動するか，季節ごとなど，かなり活発に運動する場合もある．
3	健康管理しつつ元気な状態を維持（managing well）
	時折，症状が発現するとしても，医学的な問題はよく管理されている．運動は習慣的なウォーキング程度で，それ以上の運動はあまりしない．
4	ごく軽度の frailty（living with very mild frailty）
	第1版では「脆弱（vulnerable）」というカテゴリーであった．完全な自立状態からの移行期．日常生活においては支援を要しないが，症状によって活動が制限されることがある．「動作が遅くなった」とか日中から「疲れた」などと訴えることが多い．
5	軽度の frailty（living with mild frailty）
	より明らかに動作が緩慢になり，IADLのうち難易度の高い動作（金銭管理，交通機関の利用，負担の重い家事）に介助を要する．一般に，frailty の進行によって次第に買い物，単独での外出，食事の準備や服薬管理にも介助を要するようになり，軽度の家事も制限されるようになる．
6	中等度の frailty（living with moderate frailty）
	屋外での活動全般および家事において介護を必要とする．階段の昇降が困難になり，入浴に介護を要する．着替えに関して声かけや見守り程度の支援を要する場合もある．
7	重度の frailty（living with severe frailty）
	身体面であれ認知面であれ，生活全般において介護を要する．しかし，身体状態は安定していて（半年以内の）死亡リスクは高くないとみられる．
8	非常に重度の frailty（living with very severe frailty）
	完全に要介護状態であり，死期が近づいている．一般に，軽度の疾患でも回復しない．
9	疾患の末期（terminally ill）
	死期が近づいている．生命予後は半年未満だが，それ以外では重度の frailty とはいえない（末期患者の多くは死が近づくまで運動しようとすれば可能）．

（Pal and Manning 2014）．

　また，エンドオブライフ・ケアにおける frailty 評価の有用性についても言及されており，英国で国民皆保険制度を運営するナショナル・ヘルス・サービス（NHS）は，「frailty が進行した高齢者に対しては，今後の展開を予測しつつケア・プランを立てていくことと，エンドオブライフ・ケアを検討することが適切」（NHS 2014）としています．

　frailty の評価とともに，人生の最終段階をも見据えたケア・プランを立てることが重要なのです．つまり，アドバンス・ケア・プランニング（ACP: advance care planning）の実践が必要ということです．

　日本老年医学会「ACP推進に関する提言」（日本老年医学会 2019）によると，「ACPは将来の医療・ケアについて，本人を人として尊重した意思決定の実現を支援するプロセス」であり，ACP の実践のために，本人と家族等と医療・ケアチームは対話を通し，本人の価値観・意向・人生の目標などを共有し，理解した上で，意思決定のために協働することが求められています．ACP を実践することによって，本人が人生の最終段階に至り意思決定が困難となった場合も，本人の意思をくみ取り，本人が望む医療・ケアを受ける

ことができるようにすることが大切です．ACP については次章も参照してください．

　以下，いくつかの医療行為が frailty の進行した高齢者に及ぼす影響についてみていきます．

(1)　がんの治療法について

　上述の国際 frailty コンセンサス会議において，frailty が進行した高齢者に益ではなく害をもたらす恐れが高い医療行為として挙げられた放射線療法と化学療法と手術は，いずれもがん治療で用いられます．日本人の死因の第 1 位はがんであり，長寿社会は超高齢のがん患者が多い社会です．

　がんの標準治療は臨床試験や治験によって得られたデータをもとに確立されたものですが，そもそも，それらの臨床試験や治験の対象患者には frailty が進んだ高齢者は含まれていません．

　つまり，従来，frailty が進んでいない患者を対象として実施された臨床試験や治験によって得られたデータをもとに確立されたがんの治療法が，frailty が進んだがん患者にも行われ，それによってかえって frailty が進んだ患者に害がもたらされることが少なくなかったのです．

　では，frailty が進んだがん患者に対する療法選択はどのように支援すればよいのでしょうか？

　国内では frailty が進行したがん患者に対する治療法について，エビデンスをもとに語ることはまだ難しい段階ですが，医療・ケアチームは，少なくとも標準治療とされている治療法は frailty が進んだ高齢者に対しては要注意と認識し，できるだけ侵襲性が低くなるように工夫し，さらに，本人・家族とよく相談しながら療法選択を支援すべきといえるでしょう．

　例えば，あるタイプの手術が標準治療として確立されていても，手術の規模が大きい場合は，術後に本人が臥床状態で過ごす期間が長くなりがちです．frailty が進んだ高齢者では，大規模手術が本人に悪影響を及ぼすからです．そして，frailty が進んだ高齢者が臥床状態で過ごすことは，それそのものが frailty を進行させます．筋肉も骨も一層弱くなり，寝たきりになるリスクも高くなります．

　化学療法のリスクについては次の節も参照してください．

(2)　薬物療法について

　frailty が進行した高齢者に対しては薬剤の使用にも注意を要します．それは，肝機能が低下していることにより薬剤の分解機能が低下し，腎機能が低下していることにより老廃物の排泄機能も低下するためです．

　日本では高齢患者に対して数多くの処方薬が併用される多剤併用（ポリファーマシー）が常態化してきましたが，日本老年医学会は「高齢者の安全な薬物療法ガイドライン

2015」（日本老年医学会 2015）において，薬物動態や薬力学の加齢変化について理解を深めるよう医療者を啓発し，「多剤併用（特に6剤以上）に伴って予期せぬ相互作用や薬物有害事象の危険性は高くなるため，可能な限り多剤併用は避けること．代替手段が存在する限り薬物療法は避け，まず非薬物療法を試みるべき」としています．6剤以上は可能な限り避けるべきですが，5剤までであれば安全かというと，そうではありません．5剤併用の場合は4剤併用までの場合よりも転倒が増えることも報告されています．転倒すると骨折が多くなり，骨折すると寝たきりになることが多いことはよく知られています．

(3) 心肺蘇生法について

循環器関係で患者にとって負担の重い処置のなかに心肺蘇生法（CPR: cardiopulmonary resuscitation）があります．

日本では重度 frailty の高齢者が介護施設や自宅において心肺停止（CPA: cardiopulmonary arrest）状態で発見された場合，CPR しつつ救急搬送されることが多くみられます．しかし，その転帰は不良であり，救急医と救急隊側に不全感をもたらしていることが近年の日本救急医学会学術集会等で多数報告されています．

心肺蘇生法は①口対口人工呼吸，② AED による電気ショック，③胸骨圧迫の3点で構成されています．胸骨圧迫では，重ねた両手で患者の胸が5cm程度沈むくらい強度な圧迫を1分間に約120回繰り返して心拍の再開を目指します．胸骨圧迫の合言葉は「強く，速く，絶え間なく」です．

これを frailty が進んだ高齢者に行うと，どうなるでしょうか？　胸骨も肋骨も折れてしまいます．折れた骨が血管を傷つけ出血を起こすこともあります．

それでも CPR によって蘇生し体調が回復するなら CPR の実施に意味はあるでしょう．しかし，重度 frailty の高齢者が CPA 状態で発見された場合，つまり「目撃の無い」CPA[註1] の場合，CPR によって蘇生する可能性はゼロに近いといわれています（Kitamura *et al.* 2014）．

しかし，日本では重度 frailty の高齢者が介護施設等において CPA で発見された場合，救急搬送され，救急隊が懸命に CPR を行い，救命センターの医師に引き継がれることが多くあります．

従来，患者の年齢と病態，搬送元にかかわらず，救急搬送された CPA 患者に対しては CPR を行う方針が標準的に採られてきました．その背景には，高齢であることを理由とした不搬送や治療の差し控えは高齢者差別（エイジズム）であり非倫理的とのそしりを免れないという懸念があったことが一因と考えられます．

確かに，年齢だけで治療の可否を判断するとエイジズムのそしりを免れないでしょう．そこで参照すべきは frailty です．CFS で重度 frailty および非常に重度の frailty に相当する場合は，CPA への CPR は不適応であり有害無益といえるのではないでしょうか．少なくとも「目撃の無い」CPA の場合は，これは明白といえます．

特別養護老人ホームやグループホーム等の高齢者施設では，一人ひとりの入所者について，入所時やケア・プランの見直し時にfrailtyの程度を評価・記録し，その変化に沿って医療とケアの方針を検討するため，本人・家族側と情報を共有し共同意思決定を進める必要があるでしょう．それはACPにおける対話のプロセスにおいても重要な意味を有します．在宅医療・介護を受けている場合も同様です．

⑷　透析療法について

透析療法が循環動態に負荷を与える医療行為であることは広く知られており，frailtyが進行した高齢者において，透析療法の導入によってADLが低下したり死亡率が上昇したりすることを示す研究は，近年，諸外国で数多く報告されています．

例えば，米国で行われた研究では，高齢者介護施設であるナーシング・ホームに入所していた末期腎不全患者3,702例に関して，透析療法の導入前後のADLを比較しました．その結果，多くの患者で透析導入後の3カ月間でADLが著明に低下し，透析導入後6カ月でADLを維持していたのは30%，透析導入後12カ月でADLを維持していたのは13%のみで，58%が死亡していました．これは2009年に *New England Journal of Medicine* というトップジャーナルで発表（Tamura *et al.* 2009）されました．この論文はその後，この領域の研究を促進したといわれています．

慢性腎臓病とfrailtyに関する総説論文（Walker *et al.* 2013）によると，frailtyの状態にある慢性腎臓病患者はfrailtyではない慢性腎臓病患者に比べて，原因を問わず死亡リスクが増大することが示されました．つまり透析療法も死亡リスクを増大する要因となることが示されているのです．

日本における高齢者への透析療法の現状はどのようなものでしょうか．

日本透析医学会がまとめている「わが国の慢性透析療法の現況」（2021年12月31日現在）（日本透析医学会 2022）によると，2021年に透析療法を導入した患者数は40,511名で，導入の年齢層で最も多かったのは女性では80歳から84歳で，男性では70歳から74歳でした．80歳以上で導入したのは女性では36.8%，男性では27.4%，85歳以上で導入したのは女性では18.7%，男性では12.6%でした．

要点の1つは，frailtyが認められない高齢者の場合は，暦年齢が高くても透析療法が本人に益をもたらす可能性が高いですが，frailtyが進行している場合は透析療法によってかえってQOLが損なわれたり死亡したりする恐れが高いということです．

この点に関する国内の研究報告はまだ限定的ですが，谷澤雅彦らの報告は注目に値します．谷澤らは日本透析医学会のデータを解析し，「80歳以上で日常生活障害度が高度の場合，37%が透析導入後の3カ月以内に死亡している」（谷澤ほか 2012）と報告し，「日常生活障害度が透析療法導入後の超早期死亡を予測する独立した危険因子である．透析非導入が極端に少ない本邦において，導入後の早期死亡が予想される超高齢者においては，保存的加療を選択することも考慮すべきである」（谷澤・柴垣 2016）と述べています．これ

らの報告で谷澤らが指摘している日常生活障害度の高さは，frailtyの程度を示している場合が多いと考えられ，重度frailtyの場合は，透析療法を行うと早期死亡に至ることが少なくないことが示唆されているといえるでしょう．

保存的加療とは透析療法以外の方法を用いるもので，生活管理や食事内容の工夫と運動療法および薬物療法によって，腎臓の機能をできるだけ長く保つようにすることを指します．こうした保存的加療は保存的腎臓療法と呼ばれています．西洋諸国ではCKM（conservative kidney management）やconservative careと呼ばれ，一般化しつつあります．

保存的腎臓療法（CKM）に関しては，筆者らの研究班が発表した『高齢者ケアと人工透析を考える——本人・家族のための意思決定プロセスノート』（大賀・斎藤・三浦ほか2015）と『高齢腎不全患者に対応する医療・ケア従事者のための意思決定支援ツール』（大賀・会田・斎藤・田中 2021），この『意思決定支援ツール』が収載されている，AMED長寿科学研究開発事業の研究成果物『高齢腎不全患者のための保存的腎臓療法conservative kidney management（CKM）の考え方と実践』（柏原ほか 2022）もご参照ください．

5——frailtyの評価を組み込んだACPの実施へ

上記の他，frailtyが進行した高齢者では免疫力や回復力や適応力が低下しているために，さまざまな問題が起こりやすくなります．そして全身の生理機能と身体機能および生理的予備能が低下しているため，いったん何らかの心身の問題が発生すると回復が遅くなり，死亡リスクが高くなります．そしてこれらの諸問題が相互に関連し，さらに脆弱性が増すのがfrailtyの特徴です．

こうしたことを考慮すると，さまざまな医療行為を人生の最終段階に行うことに関して，本人を中心に家族や医療・ケア従事者はあらかじめ話し合っておくことが大切といえます．つまり適切なACPの実施が重要ということです．日本でも2018年に厚生労働省がACPの推進を開始しました．

ACPはリビング・ウィルなどの事前指示（advance directives）の不足を補いつつ英語圏で発展してきたものであり，そもそも輸入概念なので，日本におけるACPの実施には日本社会にあわせた配慮を要します．この点については，前述の日本老年医学会「ACP推進に関する提言」をご覧ください．同学会ホームページには，ACPの実践を具体的に示すサンプル事例集も掲載されているのでご参照ください．

今後の高齢者医療に関しては，ACPのプロセスにfrailtyの評価を組み込むことが重要といえます．例えば在宅医療・介護の場では，訪問看護師や介護支援専門員やかかりつけ医や介護ヘルパーなどさまざまな専門職のなかで，本人・家族がもっとも率直に話ができる医療・ケア従事者が，本人・家族と対話する際にCFSを用いfrailty評価を行い，ケア・カンファレンスにおいてその評価を共有することが考えられます．それによって，医

学的および倫理的に適切に，医療とケアの意思決定支援を推進することが可能になると思われます．

6──暦年齢ではなく frailty の程度で判断を

　前述のように，frailty の特徴の１つは個人差が大きいことです．高年齢ではあってもまだ frailty が進んでいない高齢者の場合は，壮年者と同様の治療を行うことも適切な選択肢となることもあるでしょう．この点にも注意が必要です．それは従来，医療現場では，「まだ 70 歳だから積極的な治療をする」とか「もう 90 歳だから治療は控える」などと，暦年齢によって判断されることがしばしばみられたからです．

　frailty の科学が進展してきた現代では，このような判断は医学的および倫理的に問題があります．侵襲性の高い治療行為の適否の判断は，暦年齢ではなく frailty の程度によって行われるべきといえます（会田　2019）．

　そして，一人ひとりの高齢者について，医学的問題が発生している個々の臓器や器官だけに注目するのではなく，身体全体へ目配りすることが求められています．つまり，医学的問題が発生している臓器を枝とすると，その枝だけに注目するのではなく，それがどの程度老化した身体という森に入っているのかをみる必要があるということです．

　臨床現場ではこうしたことも念頭に置きつつ，多職種が複眼で一人ひとりの高齢者の意思決定支援を進めることが大切といえます．

【註】

1　目撃の無い CPA とは救急医療の用語であり，CPA になったときにそれを見ていた人がいないこと，つまり，CPA 状態で発見されたことを意味します．

【文献】

会田薫子（2019）『長寿時代の医療・ケア──エンドオブライフの論理と倫理』筑摩書房.

Collard, R. M., Boter, H., Schoevers, R. A. *et al.*（2012）"Prevalence of frailty in community-dwelling older persons: a systematic review," *J Am Geriatr Soc*, 60: 1487-1492.

Fried, L. P., Tangen, C. M., Walston, J. *et al.*（2001）"Frailty in older adults: Evidence for a phenotype," *J Gerontol A Biol Sci Med Sci*, 56A: M146-M156.

柏原直樹ほか（2022）『高齢腎不全患者のための保存的腎臓療法 conservative kidney management（CKM）の考え方と実践』.

Kitamura, T. *et al.*（2014）"Trends in survival among elderly patients with out-of-hospital cardiac arrest: a prospective, population-based observation from 1999 to 2011 in Osaka," *Resuscitation*, 2014, 85: 1432-1438.

Morley, J. E., Vellas, B., van Kan, G. A. *et al.*（2013）"Frailty consensus: A call to action," *J Am Med Dir Assor*, 14: 392-397.

NHS（2014）Safe, compassionate care for frail older people using an integrated care pathway: practical guidance for commissioners, providers and nursing, medical and allied health professional leaders.

日本老年医学会（2014）「フレイルに関する日本老年医学会からのステートメント」（https://www.jpn-geriat-soc.or.jp/info/topics/pdf/20140513_01_01.pdf）.

日本老年医学会（2015）「高齢者の安全な薬物療法ガイドライン 2015」（https://www.jpn-geriat-soc.or.jp/info/topics/pdf/20170808_01.pdf）.

日本老年医学会（2019）「ACP 推進に関する提言」（https://www.jpn-geriat-soc.or.jp/proposal/acp.html）.

日本透析医学会（2022）「わが国の慢性透析療法の現況（2021 年 12 月 31 日現在）」（https://docs.jsdt.or.jp/overview/index.html）.

大賀由花・斎藤凡・三浦靖彦・守山敏樹・石橋由孝・大脇浩香（2015）『高齢者ケアと人工透析を考える——本人・家族のための意思決定プロセスノート』（清水哲郎監修，会田薫子編）医学と看護社.

大賀由花・会田薫子・斎藤凡・田中順也（2021）『高齢腎不全患者に対応する医療・ケア従事者のための意思決定支援ツール』東京大学大学院人文社会系研究科上廣死生学・応用倫理講座（https://www.l.u-tokyo.ac.jp/dls/cleth/tool.html）.

Pal, L. M. and Manning, L.（2014）"Palliative care for frail older people," *Clin Med*, 14: 292–295.

Rockwood, K., Stadnyk, K., MacKnight, C. *et al.*（1999）"A brief clinical instrument to classify frailty in elderly people," *Lancet*, 353: 205–206.

Rockwood, K. and Theou, O.（2020）"Using the Clinical Frailty Scale in Allocating Scarce Health Care Resources," *Canadian Geriatrics Journal*, 23(3): 254–259.

Tamura, M. K., Covinsky, K. E., Chertow, G. M. *et al.*（2009）"Functional status of elderly adults before and after initiation of dialysis," *N Engl J Med.*, 361: 1539–1547.

Walker, S. R., Gill, K., Macdonald, K. *et al.*（2013）"Association of frailty and physical function in patients with non-dialysis CKD: A systematic review," *BMC Nephrology*, 14: 228.

谷澤雅彦・柴垣有吾ほか（2012）「導入時高齢患者の予後」『日本透析医会雑誌』27(3): 425–431.

谷澤雅彦・柴垣有吾（2016）「日本人透析患者，特に高齢者は導入後早期死亡が高く，身体活動度と強く関連する——予後良好であるはずの日本人透析患者のジレンマ」『聖マリアンナ医科大学雑誌』44: 7–12.

6
患者の意向を尊重したACPの進め方：
進行再発乳がん患者への取り組みから

江口惠子

はじめに：基本的な考え方

　がんと共に生きる道のりは，初診の時から意思決定の繰り返しです．そしてその選択は，患者がこれまでの生き方や考え方，価値観，思い描いていた人生設計などの喪失体験を伴うことが多くあります．そのプロセスにおいて，患者は「生への希望」と「失意」の繰り返しを体験しながら，「自分自身を生きること」を模索していくことになります．

　がんと診断された人の5年後，10年後の生存率が改善されたとしても，今日なおがんと診断された時に死を連想する人は少なくありません．そもそも生存率を考えることそのものが表現の如何を問わず死を意識して治療に取り組むことになります．一方で，死は誰にでも訪れるものであることを自分ごととして意識しどのように生きていくかを考える機会にもなります．

　私たちは，そのような患者の体験している世界を受け止めながら，患者がどのように生きていこうとしており，どのような支援を必要としているのか，共に考えながら歩いていくことが重要だと考えています．そのためには，がんと診断されたその時から，患者の衝撃や悲嘆に対するケアのもとに，患者・家族と十分な話し合いを行い，患者の価値観に基づいた意思決定を共有することを基本として行うこと，進行再発など病状の変化に応じて，可能な限り早い段階から，繰り返し話し合いを行い，「患者にとっての最善」について共に考え「その人らしく生きていく」ことを支援していくことがACPを行うことだと考えています．そして，それはコミュニケーションを通して行われていくものであり，このプロセスをとおして，信頼関係を構築し伴走者として寄り添い続けることが，私たちに求められていることだと考えています．

　当院（社会医療法人博愛会相良病院）におけるACPの進め方は，「質問紙を活用した取り組み」「外来部門での日常的な看護師の同席」「カンファレンスの活用・継続のための記録」を3つの柱として取り組んでいます．

1──質問紙を活用した取組み：ACP 導入の工夫

ACP の実践において大切なことは，ケアの対象者である個々の患者がその置かれた病の状況に対して対応していく態勢が整っているかどうかを確認して始めることです．どのように，態勢の整い具合を確認し理解するのか，話し合いをどのように切り出すのかを検討するために私たちは独自の質問紙（表）を開発してきましたので，それをまず紹介します．

質問紙 ver.2（122–123 頁）の構成は，①医療者とのコミュニケーションについて，②今後の治療や話し合いに対する希望について，③大切なことや気がかりについて，④治療に対する目標について，⑤代理意思決定者との話し合いについて，の 5 つのカテゴリーから構成しています．

(1) 質問紙の目的・意義について

質問紙に患者側の気持ちを記入してもらう目的は，医療者にとっては，①少しでも話題を切り出しやすくする，②患者の話し合いに対する態勢（準備）が整っているかどうかを理解しニーズを評価する，③話し合う内容を統一化することで話し合いの質を担保する一助になる等が挙げられます．他方，患者にとっては，①意思表示の機会になる，②プロセスを通じて気持ちや考えを整理できる等の益が考えられます．また，家族にとっては，①患者の意向を知る機会になる，②家族内での ACP の話し合いを促進することに繋がる等が考えられます．

医療者は回答を読むことで，患者は，どのように医療者との関係を築いてきているか，治療に取り組む過程で私たちは患者の衝撃や喪失感をどれほど受け止めながら治療を進めてきているか，患者にとっての最善を考えているつもりでも医療者の考えを優先していなかったか等を省み，患者が受け止めている医療者との関係性を知り，信頼関係の構築を図るきっかけとして活用することが必要です．

質問紙を読み，回答を考えることにより，患者自身が自分の状況を認識するという効果も期待できます．質問紙は，書くことが目的なのではなく，書くことを通して患者自身が自分自身に気づいて，これからについて話し合っていくことができるための手がかりであり，そこには寄り添う医療者がいて，患者は戸惑いながらも安心して向き合うことを可能にすると考えます．

(2) 質問紙の内容について

ACP は患者家族と医療者とのコミュニケーションを通して行われます．これまでの医療者との関係性のありようから入ることで，患者が感じている医療者とのコミュニケーションの状況を理解すると共に医療者の「共に考えていく」という意思表示でもあると考え

ています．そのような意味からまず初めに医療者とのコミュニケーションについて記載しています．質問内容は，英国の NHS（National Health Service 国民健康サービス）の医療福祉職のための手引きに加え，米国の NCCN（National Comprehensive Cancer Network 全米総合がんセンターネットワーク）の医療者向けガイドラインを参考に再検討し構成しています．私たちは，日常診療においても，診断結果の説明や治療変更の話し合いには家族等（患者が信頼して相談できる人）の同席を促してきましたが，さらに話し合いを促進するための手がかりとして，「代理意思決定者との話し合いについて」を追加しました（内容の詳細は質問紙を参照してください）．

(3)　進め方の手順と配慮すること

(1)　始める時期について

進行再発乳がん患者の場合，衝撃が強い時期を除けば時期を問わない方針ですが，次の時期に始めるようにしています．①再発の診断，進行がんの診断後，ファースト・ラインの治療が開始され，気持ちが落ち着いて治療に取り組めていると判断されるとき，②患者さんやご家族が「残された時間」を意識したとき（画像検査が計画されたとき，治療変更が必要になったとき，必要になりそうなとき，期待される治療効果が小さくなってきたとき等）などですが，がんのタイプや遠隔転移の状況によって進行の程度に違いがありますので，患者の病態によって ACP を開始することが望まれます．

(2)　時期の決定（その人にどのように進めるか）について

まずは多職種で検討し，上記(1)の場合と考えられる場合は，ニーズと必要性のバランスを考慮して，担当する医師・看護師間で相談します．外来において開始するときは，外来診察の前に話し合って検討します．入院中は，これまでの話し合いの経過を振り返り，入院中に質問紙を活用して話し合いを行ったほうが良いと判断する場合は，看護チーム・主治医と相談します．他院から紹介された緩和ケア科の患者に対しては，紹介元の医療機関における経過を振り返り，質問紙を活用することが適切か否かを多職種カンファレンスでよく話し合って，検討します．

(3)　質問紙を渡す（提案する）場合の留意点

初回は医師から質問紙を活用して話し合いを行う目的について次のように説明します．これからの治療や過ごし方について「あなたが大切にしていることを私たちも一緒に大切にして治療を考えていきたい」「あなたとあなたの大切な人と一緒に考えたい」と考えていることを伝えます．その上で，質問に対して「答えにくければ答えなくてもよいこと」「すべての質問に答えなくてもよいこと」「ありのままの気持ちが知りたいということ」「いつでも回答は変えられること」を伝えます．

その際，大切なことは，その場面における患者の反応をみながら伝えるということです．

共に治療について考えていくための質問紙（Ver. 2）

当院では、病状によらず、すべての皆様にそれぞれの方に適した治療法をどのように提供すべきかについてご本人やご本人にとっての大切な方と一緒に考えていきたいと思っています。

- **現在の**あなたのお考えを可能な範囲で教えてください。回答はいつでも変更できます。
- お答えの内容によって診療・看護上の不利益を被ることは一切ありません。
- 答えにくい質問やあてはまらないと感じる質問は空欄のままで結構です。
- お答えいただく中で心配なこと、不安に思うこと、医療者に相談したいことなどありましたら、いつでもお声かけください。途中で回答をやめることもできます。
- 選択式の項目はあてはまるものに☑を、記述式の項目はご自由にお答えください。

お名前		担当医 看護師		記入日	年　　月　　日

1. あなたの治療に携わる医療者（医師や看護師など）との話し合いについてお尋ねします。感じておられるありのままのお気持ちをお聞かせください。

1) 医療者と十分に話し合いながら治療を進められていると思いますか。
□ そう思う　□ ややそう思う　□ どちらともいえない　□ あまりそう思わない　□ そう思わない

2) 医療者は、病気や治療に関して十分な説明をしてくれていると思いますか。
□ そう思う　□ ややそう思う　□ どちらともいえない　□ あまりそう思わない　□ そう思わない

3) 医療者は、あなたが大切にしたいことを十分に聴いてくれていると思いますか。
□ そう思う　□ ややそう思う　□ どちらともいえない　□ あまりそう思わない　□ そう思わない

4) 医療者は、あなたの疑問や気がかりについて相談に応じてくれていると思いますか。
□ そう思う　□ ややそう思う　□ どちらともいえない　□ あまりそう思わない　□ そう思わない

5) 医療者の話を聞いた後、今後どうしたら良いかわからないような気持ちになりますか。
□ そう思う　□ ややそう思う　□ どちらともいえない　□ あまりそう思わない　□ そう思わない

2. 今後の話し合いについて、ご希望をお聞かせください。

1-1) 医療者に聞きたいこと、話し合いたいことはどのようなことですか。（あてはまるものはいくつでも）
□ 今後起こりうる症状や生活への影響　　□ 今後の生活の過ごし方　　□ 病気の今後の見通し
□ その他（　　　　　　　　　　　　　　　　　　　　　　　　　　　　　　　　　）

1-2) 予後（予想される平均的な余命）についてできるだけ詳しく知りたいと思いますか。
□ そう思う　□ ややそう思う　□ どちらともいえない　□ あまりそう思わない　□ そう思わない

2) 病状についてご家族とも話し合いながら、治療を進めていきたいと思いますか。
□ そう思う　□ ややそう思う　□ どちらともいえない　□ あまりそう思わない　□ そう思わない

3) 未成年のお子さんがおられる方は、病状についてお子さんへも伝えていきたいと思いますか。
□ そう思う　□ ややそう思う　□ どちらともいえない　□ あまりそう思わない　□ そう思わない
□ 子どもによって違う　　　　　□ 迷っている（ □ 相談希望　　□ 家庭内で考えたい ）

3. 今後の治療について、ご希望をお聞かせください。

1) 治療方法を決めていくときに、あなたが大切にしたいことはどのようなことですか。
a 副作用はある程度我慢してでも最も効果の高い治療を受けること
□ そう思う　□ ややそう思う　□ どちらともいえない　□ あまりそう思わない　□ そう思わない

図1　質問紙

b きつい（つらい副作用がある）治療はなるべく避けること
□ そう思う　□ ややそう思う　□ どちらともいえない　□ あまりそう思わない　□ そう思わない

c 生活の質（自分が希望するような生活の過ごし方、満足感、充実感）を大切にすること
□ そう思う　□ ややそう思う　□ どちらともいえない　□ あまりそう思わない　□ そう思わない

2）今後の治療や生活について、気がかりなことはどのようなことですか。

3）これから大切にしていきたいことはどのようなことですか。（あてはまるものはいくつでも）
□ 自立した自分でいられること　　　　　　　□ 楽しみや喜びがあること
□ 家族や友人との時間を過ごすこと　　　　　□ 家庭や社会の中で自分の役割を果たすこと
□ 仕事を継続すること　　　　　　　　　　　□ 痛みや苦しみの少ない状態で過ごすこと
□ 自分の意思で治療を選択すること　　　　　□ 大切な人と一緒に治療について考えること
□ 治療費の負担ができるだけ少ないこと
□ その他（　　　　　　　　　　　　　　　　　　　　　　　　　　）

4）あなたを支えていること（あなたが支えられていると思うこと）はどのようなことですか。

5）あなたご自身にとって、治療の目標とはどのようなことですか。

4.　将来に備えて、ご自身のお考えや大切な人との話し合いの状況について教えてください。

1）ご自身の今後の過ごし方について、考えたことがありますか。　□ ある　□ ない
→考えたことが「ある」方は、そのことについて大切な人にお話になったことがありますか。
□ すべて伝えている　　　□ 大事なことは伝えている　　　□ あまり伝えていない　　　□ 伝えていない
→伝えておられる場合、あなたの大切な方はあなたのお考えに同意しておられますか。
□ すべて同意している　　　□ ほぼ同意している　　　□ 一部同意している　　　□ 同意していない

2）あなたの今後の過ごし方に対する大切な人の希望や思いをお聞きになりましたか。
□ 十分に聞いている　　　□ 聞いている　　　□ あまり聞いていない　　　□ 全く聞いていない

3）あなたがご自分でご自身の意向を医療者に伝えることが難しいような場合、あなたの代わりに
治療などに関する判断をしてくれる人はいますか。
□ いる　　　□ いない　　　□ 今は考えていない
→「いる」方はその方のお名前（　　　　　　　　　　　　　　）・あなたとのご関係（　　　　　）
→その方には代わりに判断して欲しいことを伝えてありますか？（□ はい　　□ いいえ ）

5.　このような質問紙は、あなたの心理的な負担になりましたか？
□ そう思う　□ ややそう思う　□ どちらともいえない　□ あまりそう思わない　□ そう思わない
社会医療法人博愛会相良病院

図1　質問紙（つづき）

患者は，考えなければならないと思っていても，現実認知を避けたいと思っていたり，出来れば回避したいと思っていたことも直視しなければならないことになること，それに伴う衝撃や悲嘆が生じることに配慮して伝えます．患者の感情の表出に十分な対応を行い，強制や無理がないように回答を強要しないことが大切です．看護師は医師の説明後（外来においては診察終了後），患者の反応をフォローします．その際も，患者の気持ちを受け止め，質問紙の書き方や内容について患者の状況に応じて確認し，記載については，外来でも，自宅でもどちらで記載してもよいことを伝えます．医療者と一緒に話し合いながら記載したいという希望があれば，時間と場を設定して，患者の意向を大切にしながら一緒に記載することも可能であることを伝えています．

　転移再発治療を継続している患者と話し合いを始めるために提案する場合，患者から聞かれる言葉のなかに「いよいよその時が来たのかという感じ」「突き付けられた感じ」ということがあります．このように患者が気持ちを表出できることはとても大切なことだと考えています．患者の語りを促し，そう感じている気持ちを聴き，ゆっくり考えてよいこと，可能な範囲でよいことを伝えて，これからの治療や過ごし方を一緒に考えていきたいことを伝えています．

⑷　質問紙を受け取る時に気をつけること

　まずは，回答していただいたことに敬意を払いねぎらうことから始めます．「書けなかった」と話される患者に対しても向き合っていただいたことをねぎらい，患者が書けなかったことで感じている気持ちに寄り添うように患者の反応に応じて関わります．書かなかったこと（書けなかったこと）でご自分を責める必要はないことを伝え，「これからも一緒に向き合っていきたいこと，あなたが大切にしていることや気がかりについてお伺いしながら進めていきましょう」と伝えています．この時の反応を大切にしながらも，患者の気持ちは変化することを考慮して継続的に必要な時に話し合いをしていくことを大切にしています．

⑷　質問紙を活用して話し合うポイント

　「確認」ではなく「話し合い」であることを大切にして，回答の背景にある思いに関心を寄せて面談を行います．面談場所は，患者の感情の表出に対応できる場を設定し面談中も患者の表出する感情に丁寧に対応します．面談に当たっては，以下のポイントに気をつけて行います．

①　話し合いに対する準備性を理解するために，どのように回答してあるのかに注意を払います．回答してあるか，回答していない項目は何か．回答していないのも回答であると考えています．
②　どのような回答がされているかに注目し，ACPを進める上で課題となることを抽出

し，内容だけではなく，なぜそのように思うのかを話し合います．

③ 患者が大切にしていることや気がかりに焦点をあてて話し合いを行います．その際，一問一答ではなく，患者自身の言葉を引き出せるように，その背景にある患者の価値観や思いを理解するように話し合います．例えば，「そのように思われるのはどのような思いからでしょうか」のように記載されている言葉の背景について聞いていきます．特定の治療や医療行為について決めることが話し合いのゴールではなく，どのように決めるか，なぜそのように決めるかを大切にします．

また，面談を終了する際には，以下のような点に留意しています．

① 話し合ったことに敬意を払い，労をねぎらうと共に，面談を終えて，患者はどのような気持ちを感じているのか，聴くことが可能な状況であれば気持ちを聴きます．

② 今日お話しいただいたことを大切にしてこれからの診療ケアを共に話し合って進めていきたいことを伝え了解を得ます．また，初回の話し合いの場合は，このような話し合いを今後も継続していきたいことを伝え了解を得るようにします．

2──話し合いを継続し，患者の人生に寄り添い続けるための取組み

(1) 外来部門での日常診療における看護師の同席と受持ち看護師の配置

転移性乳がんの治療の目標は，「快適で自立可能な時間をできるだけ長く過ごしてもらうこと」ですが，患者が衝撃に適応し家族（重要他者）と共に医療者と話し合いながら医療を活用して自分らしい生活を過ごすことができるように，私たち医療者は，患者・家族が衝撃や悲嘆・喪失感などに対処し生きていく力を高められるよう支援し生活過程を整える必要があります．

そして，治療の開始・継続・変更・中止などを決定するのはその多くが外来において行われます．いうまでもなく，ACP はこのようなプロセスで行われることになります．日常診療場面における看護師の同席は，患者の心理的な支援と共に，生活過程を振り返りつつこれからの過ごし方を医師と共に話し合うことをサポートすることに繋がります．何げない日常的な会話や，患者・家族との日々のやり取りの中に，患者・家族の価値観や希望が見えることがあります．患者・家族のサインに目を配りながら，日々の診療の中でACP を継続していきます．そのために，外来通院中の患者に「受持ち看護師」を配置して継続した関わりが行えるように工夫しています．事前の受診者の状況把握による担当者の配置，情報の共有などにより行っています．

ACP の話し合いの時期の選択に当たっても，カンファレンスで検討するための患者の生活状況や心理過程などを把握して検討する場合も，受持ち看護師を中心にしながら行い

ます．患者・家族との安定した関係性を構築していくことによって，患者は必要に応じて医療者と相談しながら自分らしい生活の過ごし方を工夫していくことがより可能になると考えています．ACP の実践は特別なことではなく，患者が治療による影響も加味して生活を整えて，自分らしく生きていくことができるように，医療者（医療の専門家）として良き伴走者でありつづけることであり，より良い医療の実践に他ならないといえます．

(2)　カンファレンスの活用・継続のための記録など組織的な取組み

ACP はプロセスであることは言うまでもないことですが，そのために大切なことは組織全体で取り組むことであり，施設を越え患者を取り巻く地域を含めて継続的に行われることが求められます．カンファレンスは日常的に開催されるキャンサーボードにおける治療方針の決定において ACP の視点で行うことに努めると共に，ACP の実施状況の確認や評価の場としても活用しています．困難事例への対応については，毎月 1 回定例で多職種合同倫理カンファレンスを開催し，最善についての個別化した判断ができるように話し合い，対応が可能になるように組織全体として取り組み，医療・ケアの質の担保と価値の共有に努めています．

さらに，話し合ったことを必要なときに活かすように，電子カルテ内に ACP についての記載欄を作成して，話し合いの内容を記録し，共有しています．記録する項目は，サマリーとして次の 10 項目について，そのとき話し合った内容を順次記録していくようにしています．

① 現在の病状についてのとらえ方
② 日常生活・セルフケアの状況
③ 病状や将来についての不安・気がかり・心配事
④ 大切にしたいこと
⑤ 医療者からの説明や今後の話し合いに対する希望
⑥ 予後や期待される余命などについての話し合いの内容
⑦ 将来，治療変更が必要になった場合の治療に対する希望
⑧ 今後起こり得ることや将来のケアに関する優先的な希望
⑨ 希望する意思決定のあり方や意思決定能力
⑩ 代理意思決定者について——大切なことについて相談する人，将来に備えての代理意思決定者及びその人（たち）と病状や将来について話し合っている内容

このような記録は，質問紙の活用の有無を問わず項目に関連する事柄で変化や進展があれば加筆していきます．患者の選好は時間とともに変化することがあり，病状や周囲の状況の変化などによっても影響を受けます．患者の変化を受け入れながら，日常的に話し合いを繰り返すことができるような組織全体での取り組みと共に，希望の背景にある思いに

関心を寄せ，「なぜ」そのことを希望するのか（しないのか）という話し合いを誰もが展開できるように努めています．起こりうるすべての事態を想定した話し合いは現実的にはできないため，この「なぜ」が，ゆくゆく本人の意向を推定するときに道標となり，家族をはじめとする意思決定に関わる人たちの心の負担を和らげてくれるように感じています．

　また，患者の希望に沿った療養場所とACPを継続していくことも重要なことです．患者のケアに携わる医療福祉の関係者とのカンファレンスでの話し合いと同時に，サマリーを基に地域連携情報提供書を作成して共有しています．患者とこれまで行ってきたACPの話し合いの状況から，病状や予後についての医師からの説明内容，患者の受け止め方や気がかり・懸念，これからの過ごし方についての患者の希望，意思決定に関わる家族（友人・知人を含む），家族の気持ちや患者へのサポート体制，家族間での話し合いの状況等を記載して継続しています．在宅医療機関との連携においては，病院からの一方的な継続に終わるのではなく相互に状況を交換し合い協働してサポートすることも多くあります．患者家族にとって可能な限り希望に沿った生活が可能になるためには，家族を含め継続して支援し続けられるようなシステムが必要であることを実感しています．このような連携をより可能にするために，困難事例についてどのような連携やケアが必要か，圏域における病院・在宅の看護職間によるカンファレンスを行ってケアの質の向上に努めています．さらに地域でACPサマリー用紙（患者さんの価値観や優先事項等についてのサマリー）を共有して患者を中心に継続できるようにすすめています．

おわりに：伴走者として大切にしたいこと

　これまで関わってきた中で，印象に残る患者との関わりは私たちの成長を支えているといっても過言ではありません．私たちは生き方の専門家ではありません．「その人」一人一人の人生を共に歩いていこうとするとき，「自分たちの価値観で決めようとしていないか，決めなかったか？」と振り返りながら，医療の専門家として「どんな時も寄り添い続ける」という覚悟のもとにACPを行う必要があると考えています．患者が，どのような人生を生きてきて，がんによって変更せざるを得なかった人生の航路をどのように編みなおして生きていこうとしているのか（内的自己の探求と価値観の再構築のプロセス）に関心を寄せながら支援していくことを大切にしていきたいと考えています．

※　本章の詳細は以下の「臨床倫理ネットワーク日本」のホームページに掲載されているので，ご参照ください（http://clinicalethics.ne.jp）．

7
MCDの知見を用いる事例検討法

田代志門

1───情報整理から対話のプロセスへ

　MCD（moral case deliberation）とは，臨床倫理の事例検討法の1つであり，オランダを中心に幾つかの欧州諸国で実施されています．日本では近年，北米型の個人コンサルタントによる助言・推奨という臨床倫理サポートとの対比でその可能性が注目されるようになりました（服部 2017）．つまり，前者が医療・ケアチームが倫理の専門家に難しい判断を一任するのに対して，後者はあくまでも当事者間での話し合いを促進することによって問題解決を図ろうという点で違いが認められる，というわけです．

　ただしMCDの特徴は，北米型の個人コンサルタントによる倫理サポートのオルタナティブというだけではありません．むしろ方法論としての大きな特徴は，それが対話の進め方を詳細に定めたものである，という点にあります．例えば，ジョンセンの4分割表に見られるように，従来の事例検討法は，情報整理ツールとしての性格が強いものでした．そこでは，定められた欄に関係する情報を書き込むことはできるものの，その後実際にどう話し合いを進めていくか，という部分は明らかではありません．MCDはこの部分に対応したものです．

　なお，実際にはMCDには様々な流派があり，各流派のなかにも多様性がありますが，本章では「ジレンマ・メソッド」と呼ばれる方法を取り上げます．特に以下では，そのエッセンスをどのように普段の事例検討に取り入れることができるのかを中心に述べたいと思います．

2───ジレンマ・メソッドとは

　ジレンマ・メソッドはその名の通り，「医療者が直面している倫理的ジレンマ」に照準した事例検討の方法論です（Stoloper *et al.* 2016；田代 2019）．倫理的ジレンマとは2つの「悪い」選択肢に直面した際に生じるもので，ジレンマ・メソッドではその選択肢に直面している当事者の悩みごとを出発点として事例検討を進めます．逆に言えば，この方法では当事者が「ジレンマ」を感じていない事例は扱えませんし，その場に当事者がいない

表1　ジレンマ・メソッドの10のステップ

ステップ1	導　入
ステップ2	事例の提示
ステップ3	道徳的な問いとジレンマの定式化
ステップ4	事例提供者の立場に身を置くための明確化（事例に関する質疑応答）
ステップ5	視点・価値・規範の観点からの事例分析
ステップ6	代替案の探究
ステップ7	参加者個々人による選択と意見表明
ステップ8	対話による探究
ステップ9	結　論
ステップ10	評　価

場合にも実施はできません.

　事例検討の際には医療・ケアチームの誰か1人が事例提供者となり，訓練されたファシリテーターによって多職種での話し合いを進めていきます. 具体的には10名程度の参加者が車座になって45分から90分程度かけて特定の手順に沿って1つのジレンマを話し合います. 参加者や事例提供者は特に事前準備は必要ないのですが，ファシリテーターには一定のスキルや知識が求められます.

　ファシリテーターの役割として特に重視されているのが検討プロセスの可視化です. ジレンマ・メソッドでは「フリップチャート」と呼ばれるイーゼルのような台に模造紙大の紙が複数枚セットされている道具を使い，議論のプロセスを可視化しながら話し合いを進めていきます. フリップチャートを使うことにこだわる必要はありませんが，重要なのは検討の結果だけではなく，検討プロセスを見えるようにしておく，という点です.

　つまり，「最初のステップでこんなことを話し合い，次にこんな風に議論が展開し，いまここの議論をしていますよね」ということを絶えず参加者に見えるようにしておく，ということを重視しているのです. そのため，実際には書かれた紙の全てを順番に部屋の壁に張り付けていきながら話し合いを進めていきます. これはジレンマ・メソッドが話し合いの結果だけではなく，そのプロセスを重視していること，また話し合い自体がプロセスを振り返りながら行われるという特徴に起因しています.

3──10のステップ

　ジレンマ・メソッドの話し合いの手順は「10のステップ」と呼ばれています. この10のステップはそれぞれに意味のあるステップですが，大きく3つの段階に分けることができます.

　最初の段階は「対話の下準備」にあたる部分で，ステップ1からステップ4までです. ここで行われるのは「事例提供者が直面している倫理的な悩みを参加者の間で共有し，ジレンマを明確化する」ことです. 通常の倫理カンファレンスでは事例を提示し，参加者からの質疑応答を経て論点整理を行う，という部分に該当します. ジレンマの定式化は，具

体的には事例提供者が直面している悩みを「AかBか」という2つの選択肢の形で記述し，それぞれの選択肢をとった際に引き起こされる不都合を整理していくことによって行われます．

　例えば，ある知的障害者（ハリー）が，一時的に移住したコミュニティで以前よりも充実した生活を送っているにもかかわらず，本人が元の家に戻りたいと希望している事例での話し合いでは，以下のようにジレンマが定式化されています（Stoloper *et al.* 2016）．いずれも「私（事例提供者であるケア提供者側）」の取り得る具体的な行動が問題になっている点に注意してください．

　　2つの選択肢
　A：私はハリーの希望に従って彼を元の場所に戻らせる．
　B：私はハリーを今住んでいる場所に留まらせる．
　　それぞれの不都合
　A：私がハリーの希望に従って，彼が前の家に戻ることになる場合，彼は人々を助ける
　　　機会が減り，再びからかわれる危険性がある．
　B：私がハリーを今住んでいる場所に留まらせる場合，私は彼の希望に応えていないの
　　　で，彼は希望を繰り返し言い続けることになる．

　ジレンマの定式化と質疑応答が終われば，「価値判断の明確化」に当たる部分に進みます．具体的にはステップ5からステップ7までがこれに該当します．ここでは事例関係者の多様な視点を踏まえ，参加者一人ひとりが自らの価値観を自覚しつつ，問題解決に向けた具体的なプランを提案しあいます．ステップ5で特定の型に沿ったチャートを用いた事例の分析が行われるほか，ステップ7では全ての参加者がAとBいずれの選択肢を支持するかを発言する際に，以下のフォーマットに沿って発言していきます．

　①　A，B，あるいはそれ以外のどの行動を取ることが倫理的に正しいか
　②　なぜそう言えるかというと……（自分自身の価値や規範について述べる）
　③　そうなんだけど……（自分が選んだ選択肢が引き起こす不都合について述べる）
　④　③で挙げた不都合はどのようにしたら小さくすることが可能か
　⑤　①で自分が選んだ行動を実行に移すには何が必要か

　このフォーマットで特徴的なのは③と④です．つまり，普通の話し合いでAかBかを選択させる場合，なぜあなたはAないしはBを支持するのか，その理由を述べよ，という形をとります（実際，②まではそうなっています）．しかし，これは2つの「悪い」選択肢からなる「倫理的ジレンマ」であり，かりに自らは選択肢Aを支持したとしても，その選択肢は必ず何らかの不都合を引き起こすはずです．そのため，このフォーマットに

沿うことで「自分が正しいと思っていることが引き起こすマイナス面を明確に意識する」ことが可能になるのです.

　最後の段階は「探究と締めくくり」で, ステップの8から10がそれです. ここでは, 以上のプロセスで明らかになった参加者の意見の重なりや隔たりについての話し合いが試みられます. いわゆる合意形成と振り返りにあたる部分です. 特に最後のステップは, ジレンマについての話し合いではなく, カンファレンス全体のプロセスを振り返っての話し合いです. 実際には, 一言ずつ参加者から振り返りのコメントをもらい, 最後に事例提供者のコメントでカンファレンスを終える, といったイメージです.

4───ジレンマ・メソッドに学ぶ

　このように, ジレンマ・メソッドの10のステップには対話を深めていくための様々な工夫が施されているのですが, ここでは特に重要な点を2つ挙げ, それをどのように普段のカンファレンスに取り入れられるか考えてみます (田代 2020).

(1) 話し合いを狭める／広げる工夫

　1つ目の特長は, 全体的に話し合いが拡散しすぎず, かといって窮屈な話し合いにならないような工夫がされている点です. すなわち, あるステップでは話し合いのスコープを意図的に「狭め」, 他のステップでは逆に「広げる」といった工夫がされているのです. 例えば, 一般的な事例検討ではステップ3 (ジレンマの定式化) とステップ4 (質疑応答) の順序は逆になります. つまり事例を提示した後に, 参加者が自由に質問を行い, その内容を踏まえて話し合うべき論点を整理する, というのが一般的な流れです. これに対して, ジレンマ・メソッドでは, 問題を二択のジレンマに絞り込んでから事例についての質疑応答をすることになっています. これは明らかに不自然な流れです. しかしその一方で, こうした工夫は, 話し合うべき論点とは関係のない詳細な事実確認が延々と続くことを防ぎ, 直ちに特定の倫理的問題に話し合いを焦点化するという点では有効なのです.

　例えば, 多職種倫理カンファレンスで時に生じる問題の1つに, カンファレンス冒頭で医師の間での医学的な判断についての質問や議論が続き, 結果的に本人の生活への影響や本人や家族の意向といった重要なポイントが議論できなくなってしまう, ということがあります. 話し合うべき問題を絞り込んでから質疑応答する, というスタイルはそうした無関係な議論に時間を費やすことを防ぎ, カンファレンスの主題に関係する限りでの事実確認を行うことを可能にするのです.

　実際, 1つの事例には通常多くの問題点が含まれており, 職種ごとの関心に基づくカンファレンスとは異なり, 多職種での話し合いは話題が広がりがちです. もちろん時間が無限にあればよいのですが, 臨床現場では時間は限られており, 一定の時期までに結論を出さなければなりません. この点, ジレンマ・メソッドでは「1人の事例提供者の抱える1

つのジレンマ」だけを1回のカンファレンスでは取り上げ，もし別の問題が見つかったら別途カンファレンスを行う，というやり方をとっています．このように限られた時間で有意義な話し合いを進めるためにあえて話し合う内容を絞り込むという工夫は，普段の事例検討でも取り入れることが可能ではないでしょうか．

ところで，場合によっては話題を狭めるのではなく，むしろ「広げる」ことが必要な局面もあります．ジレンマ・メソッドでは，例えばステップ6の「代替案の探究」がこれに当たります．ここでは，当初設定した2つの選択肢以外の代替案の探究が試みられ，特に現実的な制約は無視して，自由な発想で話し合いを進めることが推奨されています．これによって，最初に設定したジレンマ自体が無効化されてしまう場合もあります．つまり，ステップの途中で話し合いの枠を広げ，当初の前提を疑いつつ「他の手はないか」という探究が行われるのです．

こうした発想を広げるための工夫もまた，普段の事例検討に取り入れることができる点です．例えば複数の施設から参加者を募って事例検討を行うと，普段私たちが自分の組織での慣行やそれまでの経験に無意識に縛られていることに気づくことがあります．「こんな状態では退院は不可能だ」「この患者には胃ろうが必要だ」といった判断が，実際には他施設では違う判断になることは少なくないのです．

こうした慣行や経験の違いは，問題を定式化する際にも影響を及ぼしており，事例検討の際には当初設定した選択肢が実際には「狭い」のではないか，ということを常に考えておく必要があります．そのため，あえて現実的な制約を外して選択肢を考え直す時間を設けることで，思いもよらない解決法が見えてくることがあります．こうした工夫も普段の事例検討に取り入れられるものでしょう．

(2) 一人ひとりが価値判断を下す

さらにジレンマ・メソッドのもう1つの特長としては，ステップ7で，全ての参加者が「この場面ではいずれの選択肢をとることが正しいか」という問いに対して自らの考えを明確に述べるという点があります．一般的な倫理カンファレンスに対する不満の1つに，「結局何を話し合ったのかよくわからない」というものがあります．ジレンマ・メソッドでは具体的な2つの選択肢に着目して議論することにより，論点が明確化され，参加者各々の立場もはっきりします．そのためにステップ3であえて狭く問題を定式化しているという側面もあるのです．

しかも，ステップ7では，価値判断を明確化するだけではなく，自分が望ましいと考える選択肢の引き起こす不都合を明確化し，その最小化を図るための方策の提案が求められます．この作業をしているうちに，いずれの選択肢にも不都合があることを認識し，自然と互いの立場に対する「対話」が生じてくるのが大きな特長です．

この点もまた，普段の事例検討にも取り入れることが可能な点です．しばしば事例検討に上がってくる問題は当事者にとっても何が問題なのかがうまく整理されておらず，話し

合いも焦点がぼやけたものになってしまうことがあります．そうした場合には，1回のカンファレンスを使って問題が何なのかを明らかにする，ということだけを行っても構いません（ステップ3のみ行う）．その際，ジレンマ・メソッドの用意している2つの選択肢とその不都合リスト，という形式は有力な問題整理ツールの1つです．

実際，この形式に落とし込もうと試みることで，事例提供者が判断に迷っているポイントが何なのかが明らかになる場合があります．また，選択肢の不都合を考えてみると，実際にはどちらかの選択肢が優れていることが明確で，むしろそれを実現できない環境の問題が明らかになる場合もあります．こうした場合にはいくら当事者間で合意形成してもその実現は難しく，また別のアプローチをとる必要があるでしょう．

なお，話し合いの途中で必ず参加者全員が自分の判断を口に出してみる，というルールも事例検討のなかで取り入れることが可能です．医療現場では職種や職位によって発言のしやすさに違いがあり，自然の流れに任せていると発言者が偏りがちです．そのため，多様な参加者の発言の機会を十分に保障することが重要で，話し合いのルールのなかにそれを入れ込むことには大きな意義があります．また，ジレンマ・メソッドが提案するような「自分が『良い』と思う選択肢の『悪い』ところを説明させる」という仕掛けや，「『悪い』ところを補うための具体的な方策を提案させる」といった戦略は，参加者がともにもっともよい方法を考える，という方向に議論をファシリテートするにあたって有用です．これは事実上「自分と違う発想の立場に身を置いてみる」ことを求めているからです．

5───事例検討法を豊かに

以上，ここまで本章ではジレンマ・メソッドの概要を紹介したうえで，そのエッセンスをどのように普段の事例検討に取り入れられるかを見てきました．その前提になっている考え方は，事例検討の方法は本来多様であるべきであり，検討が行われる場の文脈に応じて自由に改変されてよいのではないか，というものです．

もちろん，事例検討の方法論には様々な背景があり，特定の部分を「つまみ食い」することで本来の切れ味が損なわれてしまうこともあるかもしれません．しかし，そもそも方法に縛られて，豊かな事例検討の可能性が切り詰められてしまうのは本末転倒ではないでしょうか．実際，全ての事例が多様性に満ちているのと同様に，その事例を検討する場も多様性に満ちています．だとすれば，本来それぞれのローカルな場にマッチしたローカルな「方法」があってもよいのだと思います．本章がそのための何らかのヒントになれば幸いです．

【文献】
服部健司（2017）「臨床倫理委員会や倫理コンサルタントとは別の仕方で──moral case deliberation の可能性」『生命倫理』27(1): 17-25.

Stoloper, M. *et al.* (2016) "Bioethics Education in Clinical Settings," *BMC Medical Ethics*, 17: 45.

田代志門 (2019)「構造化された倫理カンファレンスを目指して──ジレンマ・メソッドに学ぶ」『看護管理』29(8): 710–725.

田代志門 (2020)「臨床倫理」伏木信次・樫則章・霜田求編『生命倫理と医療倫理』[第4版] 金芳堂, pp. 36–48.

8
病院組織における倫理サポート体制

田代志門

1──組織と倫理

　臨床倫理の実践においては，何よりも医療・ケアチームと患者・家族が十分に話し合い，両者がともに納得できるような結論を得ることが一番大切なことです．それは本書で示してきたような臨床倫理の基本的な考え方を踏まえ，一定の方法を用いて事例を分析し，合意形成していくことに他なりません．その意味では，一つひとつの事例検討の場こそが重要で，それを支える体制整備はあくまでも二義的なものかもしれません．

　しかしその一方で，現実の医療やケアはあくまでも病院や施設，病棟といった「組織」のなかで提供されています．それゆえ，臨床倫理の事例検討を組織のなかにどう位置づけるかは現実的に重要な課題です．事例検討の場が組織的に位置づけられていない場合，上司からは検討の場が職務とは関係のない「自己研鑽」にすぎないと考えられてしまうかもしれません．また，せっかく現場で話し合った結果が周囲に尊重されない，といったことも起こり得ます．何よりも，組織的なサポートを欠いたままでは，個々の職員の自助努力に多くを依存しがちで，臨床倫理に関する継続的な取り組みは難しくなってしまいます．

　そこで以下では，主に病院を念頭に置いて，組織内の臨床倫理に関するサポート体制について整理し，そこに本書で示している事例検討の方法をどう組み込んだらよいかを考えてみたいと思います．なお，倫理サポート体制は，組織の規模や置かれている環境，構成員の考え方によって多様であり，本章の整理はあくまでも一つの見方に過ぎないことを予め述べておきます．

2──倫理サポート体制とは

⑴　３つの機能──教育・院内指針・コンサルテーション

　一般的に，病院における倫理サポートには，「倫理教育の提供」，「院内指針の作成」，「倫理コンサルテーションの提供」という３つの機能があると言われています（ヘスター編 2009）．このうち，教育と院内指針は，今後類似の問題が起きた際によりよい対応をと

れるようにするためのもの，という意味で予防的なものです．例えば，あらかじめ病院の
なかで生命維持治療の終了や差し控えについて，どのような方針をとるのか，実際に決定
する際にはどのような手順を踏むべきなのかを明文化し，職員に周知しておけば，実際に
問題が生じたときに，よりスムーズな対応が可能になるでしょう．倫理教育についても同
様に，臨床倫理の基礎知識や事例検討の進め方について職員が学ぶ機会を設けることで，
実際に倫理的な判断に直面した時に備えておくことができます．

　これに対して，倫理コンサルテーションは，しばしば今まさに起きている個別具体的な
問題に対する助言や推奨が示されることになるので，より臨床的・実践的な性格を有して
います．例えば「両親が揃って反対しているけれども子どもに病名や病状を正確に伝える
べきか」とか「家族にがんと闘っている姿を見せるために，エビデンスの無い抗がん剤治
療をしてほしいという患者の要望に応えるべきか」といった問題がそれです．こうした問
題に対して一般論ではなく，個別の状況に即して医療・ケアチームに助言するのが倫理コ
ンサルテーションの役割だとされています．

　では，これらの3つの機能はどのような主体によって担われるのでしょうか．以下では
その主な担い手である病院倫理委員会と倫理コンサルテーションチームについて順に説明
していきたいと思います．

(2)　病院倫理委員会

　組織における倫理サポート体制の整備を行う際に，その中心となるのは病院（内）倫理
委員会（hospital ethics committee, HEC）です（日本では「臨床倫理委員会」という名
称もよく使用されています）．委員会の構成や役割は多様ですが，一定の規模の病院であ
れば既に設置されていることが多いと思います．この委員会で話し合われる典型的な話題
は，宗教的理由に基づく輸血拒否や臓器移植，終末期の蘇生不要（do-not-attempt-resusci-
tation, DNAR）指示に関する病院の方針をどうするか，といったものです．病院の規模
によっては，臨床研究の審査を行う委員会（いわゆる「倫理審査委員会」）と一体となっ
て運営されている場合もありますが，近年では別々に委員会を設けることも多くなってい
ます．一般的には研究審査と臨床倫理上の課題解決では求められる専門性に違いがあるた
め，こうした切り分けは妥当だと考えられます．

　ところで，研究を審査する委員会については，法律やガイドラインで構成や機能が明確
に定められていますが，病院倫理委員会に関する公式なガイドラインはありません（これ
は諸外国でも同じです）．そのため，各病院の事情に応じて多様な委員会が設けられてい
ますが，おおむねその活動は，倫理教育・院内指針作成・倫理コンサルテーションという
先に挙げた3つの機能に対応したものです．委員会の構成についても，少なくとも独立性
や学際性を保つことが重要だという点は共有されています．例えば，病院長が委員会のメ
ンバーになるべきではない，多職種から構成されるべき，といった点がそれにあたります．
また，委員会の活動記録（例えば，議事録など）を作成し，保存しておくことも，委員会

の透明性や説明責任といった観点から重視されています．そのためにも委員会の活動に対する事務部門の理解と支援を取り付ける必要があります．

　なお，これらに加えて，そもそも病院倫理委員会の目的が患者利益の保護にあると考えるのならば，委員会への患者の関与を検討すべきである（例えば患者の立場の外部委員に参加してもらう），という指摘もあります（一家 2013）．これは，倫理サポート体制が医療スタッフの困難感の軽減へと傾きがちな日本では特に重要な点でしょう．実際，海外の医療機関では倫理コンサルテーションに関しては，患者から直接相談を受け付けることもあり，患者のニーズや権利擁護という視点が重視されています．この点は，今すぐに実現が難しいとしても，中長期的な課題としては意識しておく必要があります．

(3)　倫理コンサルテーションチーム

　続いて倫理コンサルテーションチームについて述べます．近年，病院での倫理サポート体制の一環として，病院倫理委員会に加えて倫理コンサルテーションチームを設立する施設が増えてきました（田代 2018）．倫理コンサルテーションチームは通常，医師，看護師，メディカルソーシャルワーカーといった多職種から構成され，場合によっては生命倫理学者や法律家が加わることもあります．現場の医療者から相談を受けると，チームは事例に関する情報を収集したうえで関係者とのカンファレンスを開催し，倫理的問題の整理・検討を行います．最終的にチームとして特定の選択肢をとることを推奨することもあれば，倫理的に許容可能な複数の選択肢を提示するに留める場合もあります（倫理コンサルテーションに関するより詳細な説明は，堂囿編（2019）を参照してください）．

　ここからわかるように，この背景にあるのは，倫理コンサルテーションに関する活動を委員会から切り出し，別途機動力のある多職種チームに担わせる，という考え方です．確かに，倫理教育の提供や院内指針の作成とは異なり，個別の事例に対する助言や推奨を行う際には迅速で柔軟な対応が必要ですから，委員会による検討には馴染まない場合があります（長尾 2012）．病棟で重大な意思決定に直面しているのに，「まずは委員の日程調整をしてからお返事します」と言われてしまえば，医療・ケアチームは二度と相談しようとは思わないでしょう．また，医療現場では既に緩和ケアチームや抗菌薬適正利用チームなど，専門のチームに助言を求める仕組みが導入されており，それとの横並びでチームへの相談という形をとる方が馴染みやすいという事情もあります．

　ただし，だからといって倫理コンサルテーションにおいて病院倫理委員会の役割がなくなったわけではありません．多くの医療機関ではチームの活動を委員会の活動の一部として組み入れるなど（例えば，委員会の下部組織としてチームを位置づける），病院倫理委員会と倫理コンサルテーションチームの活動は一体のものとして行われています．また，一定の問題（生命維持治療の終了など）についてはチームではなく，委員会での検討を要請するといった形での役割分担がされることもあります（田代ほか 2020）．その他にも，チームのメンバーと委員会のメンバーを一部重複させる，チームの活動を定期的に委員会

に報告するなど，様々な形でチームと委員会を結び付けるための工夫がなされています．こうした工夫のあり方は各施設の事情によって様々ですが，少なくとも委員会とチームの役割分担をどう考えるのかはあらかじめ明確にしておく必要があるでしょう．

3──倫理サポート体制に事例検討を組み込む

(1) 倫理教育に事例検討を組み込む

さて，ここまで病院組織における倫理サポート体制の概要をみてきましたが，以下では事例検討の方法をこうした体制にどう組み込んでいくかを考えてみたいと思います．まずは倫理教育の場面から取り上げてみます．

現状，多くの病院では既に様々な倫理教育が提供されていますが，臨床倫理の事例検討という観点からは必ずしも適切な教育になっていません．というのも，一般的には職種ごとに倫理教育が提供されていることが多く，倫理カンファレンスの前提となる「多職種による事例検討」に対応した教育になっていないからです．そのため，病院倫理委員会がリーダーシップを発揮して，多職種を対象とする倫理教育の機会を確保することには大きな意味があります．

通常，多職種対象の倫理教育として最も多く行われているのは，講演形式での研修です．国や学会による臨床倫理関係のガイドラインの発出や改訂は講演を開催する良いタイミングになりますし，職員の関心も惹きやすいと思います．また，他機関での倫理コンサルテーションの取り組みについて話してもらうのもよいでしょう．その他，生命維持治療の差し控えや終了，苦痛緩和のための鎮静，告知，同意能力や代理決定，治療拒否，抑制・行動制限などのトピックを定めて専門家による情報提供を行うことも考えられます．こうした講演形式での教育には限界もありますが，質疑応答などを通じて職種間での異なる考え方を知ることができますし，講演をきっかけに医療職以外の多様な職員（研究職や事務職員など）が臨床倫理に関心を持つことも期待できます．

その一方で，本書で示しているような事例検討の方法をこうした短時間の集合研修で学ぶことは困難です．少なくとも座学と演習を併せて1日程度の時間が必要になりますし，それだけの研修を全職員に提供するのは無理があるからです．そのため，通常は病院倫理委員会や倫理コンサルテーションチームのメンバーが外部で開催されている研修に参加し，事例検討の方法を学ぶという形をとることが多いと思います．これはこれで現実的な解決策なのですが，その一方で委員会やチームに直接かかわらない職員にとっては事例検討の方法を学ぶ機会がなかなかない，という問題は残されています．

そこで提案したいのは，定期的に（1〜2カ月に1回など）自施設の過去の事例を取り上げて，本書で示したような事例検討の方法に沿って話し合うオープンな場を病院内に作ることです（私自身は「臨床倫理カフェ」という名称で開催していました）．イメージと

しては，病院倫理委員会や倫理コンサルテーションチームのメンバーがファシリテーターとなり，当該事例に関わった医療・ケアチームのメンバーを中心に数名が車座になって話し合い，その様子を他の職員が周囲で見学する，というものです．ファシリテーターは適宜話し合いの輪を解いて，周囲で見学している参加者からも質問や意見を求めつつ事例検討を進めることで，話し合いの内容がさらに深まります．

　こうした場が定期的に開催されることで，普段から気になっている事例を多職種で振り返る機会が確保されますし，参加して興味を持った職員が病院倫理委員会や倫理コンサルテーションチームに参画していくこともあります．また，実際に事例検討の方法に沿って多職種が話し合う様子を見ることで，病棟や診療科での話し合いに取り入れてみようと考える職員が出てくるかもしれません．もちろん，事例検討の場をオープンにする際には，患者のプライバシーはもとより，事例に関わった医療・ケアチームが倫理的な非難を浴びないよう配慮することは必要です．その意味で，一定の工夫は必要なのですが，「実際にやってみせる」以上に効果的な教育はありません．この点で，教育的な事例検討の場こそが倫理教育に事例検討を組み込む際には最も効果的だと考えられます．

(2)　倫理コンサルテーションに事例検討を組み込む

　次に倫理コンサルテーションの場面に事例検討を組み込むことを考えてみたいと思います．とはいっても，倫理コンサルテーションはそもそも事例検討なので，既に組み込まれている，と思われるかもしれません．しかし，倫理コンサルテーションのやり方次第では本書で前提としているような，医療・ケアチームが自ら話し合い，解決の道筋を考える，というタイプの事例検討が行われない場合もあります．

　このことを考えるためには，そもそも倫理サポート体制には，大きくは倫理の「専門家」による相談対応を充実させる方向と，ケースに直面している当事者間での話し合いを促進する方向とに区別できる，ということを知っておく必要があります（服部・伊東編2018）．前者は主に米国の大病院で発展した方法で，生命倫理学の専門教育を受けた専門家を個人コンサルタント（clinical ethicist）として雇用し，対応を一任するというものです．これに対して後者は，典型的には主に欧州で広がった病棟での倫理カンファレンスを重視する方法で，あくまでも当事者である医療・ケアチーム内での話し合いでの解決が目指されます（具体的には前章を参照してください）．この場合，倫理的課題は医療・ケアチームが取り組むべき問題であり，アウトソーシングできないという前提に立つため，仮に倫理の専門家がその場に居合わせたとしても，あくまでも「ファシリテーター」としての関与に留まります．この点で，本書で示している事例検討法は，あくまでも後者の考え方に沿ったものであり，何かの「専門家」による解決を前提としていません．

　以上の整理を踏まえると，倫理コンサルテーションの過程に事例検討を組み込むためには，医療・ケアチームの間で十分な話し合いが行われるような仕掛けを作っておく必要があります．例えば，倫理コンサルテーションを提供する際には，一定の方法に沿って医

療・ケアチームのメンバーと倫理コンサルテーションチームのメンバーがカンファレンスを行うことを定めておく，というのがそれです（このカンファレンスは「コンサルテーション・ミーティング」とも呼ばれています（堂園編 2019））．さらに具体的に言えば，医療・ケアチームは「事例提示シート」を記入して事例の概要をまとめておき，倫理コンサルテーションチームは「カンファレンス用ワークシート」を用いて医療・ケアチームとのカンファレンスを進める，という方法が考えられます．この場合，ワークシートの結論部分の「今後の対応の方針」に記入された内容が実質的にはコンサルテーションチームによる助言内容となるでしょう．この意味では，倫理コンサルテーションには，医療・ケアチームで行った話し合いがうまくいかなかったときに，第三者を入れて「もう一度話し合う」という側面があります（私自身は医療者に対して倫理コンサルテーションチームの助言は「セカンド・オピニオンのようなもの」だと思ってください，と説明していました）．

　以上のような手続きを定めておくことで，倫理コンサルテーションにおいても事例検討の方法が活かされるとともに，一定の質の担保された話し合いが実現できると考えられます．実際，多くの倫理コンサルテーションチームは，相談の申請や回答，記録のための書式を定めていますが，これは特定の方法に沿って事例を検討することで，場当たり的な事例検討を防止できると考えているからです．こうした方法の一つとして，本書で示している事例検討法を活用することが可能です．

4———サポート体制以前の問題

　以上ここまで，本章では組織としての倫理サポート体制の概要を示したうえで，そこに事例検討の方法を組み込んでいく方法を提案してきました．繰り返しになりますが，サポート体制のあり方は各病院の置かれている環境や所属している職員によっても多様であり，「必ずこうしなければならない」というものはありません．ですので，必要なもの，できそうなことから少しずつ体制整備を進めていくことが重要です．

　それに，そもそもいくら仕組みができても，それだけでは実質的なサポート機能は果たせないことも知っておくべきです．病院評価に際して病院倫理委員会を作ったけれども，評価が終わった後には何の活動もしていない，という話もよく耳にします．倫理コンサルテーションチームにしても，そもそも医療・ケアチームの間で話し合いが十分に行われていない場合にはうまく機能しません．その意味では，臨床倫理上の問題を多職種で率直に話し合える組織風土をどう作っていくか，ということが本当の課題であり，それは仕組みの導入によってすぐに実現するものではないのです．この点で，病院組織における倫理サポート体制の確立には長い時間がかかることを改めて確認しておきたいと思います．

【文献】
堂園俊彦編，竹下啓・神谷恵子・長尾式子・三浦靖彦（2019）『倫理コンサルテーションハンドブッ

ク』医歯薬出版.

服部健司・伊東隆雄編（2018）『医療倫理学のABC』[第4版] メヂカルフレンド社.

ヘスター，D. ミカ編（2009）『病院倫理委員会と倫理コンサルテーション』（前田正一・児玉聡監訳）勁草書房.

一家綱邦（2013）「再考・病院倫理委員会——本邦の現状と再生のための序論」『生命倫理』23(1): 23-30.

長尾式子（2012）「倫理コンサルテーション」シリーズ生命倫理学編集委員会編『シリーズ生命倫理学13　臨床倫理』丸善出版，pp. 22-45.

田代志門（2018）「倫理コンサルテーションチーム」『治療』101(1): 72-75.

田代志門・一家綱邦・里見絵理子・清水千佳子（2020）「医療現場における臨床倫理サポート体制の構築——『臨床倫理コンサルテーション・サービス開始のための10のステップ』作成の試み」本村和久編『日本の高価値医療シリーズ6　コミュニケーションと倫理のハイバリューケア——自己学習に役立つ23症例』カイ書林，pp. 9-31.

臨床倫理の検討を深めるためのファシリテーション

田村里子

はじめに

　臨床倫理は，臨床現場において医療・ケアの受け手である対象者に何をすることが最善か考察を深め，実践の質を高めます．臨床倫理の検討場面としては臨床倫理事例検討会等がありますが，医療現場においてこうした活動は，医療・ケアチームのカンファレンス場面などで日常的に行われています．より妥当な医療・ケアやより良い支援を提供したいが具体的にどうすることなのかを医療・ケアチームで話し合いながら検討していくカンファレンスは，チームが一つの事例を実践的に臨床倫理的に検討していく場です．医療・ケアチームのスタッフが話し合いによって方向を見いだしていくカンファレンス場面は，グループワークの一つの形態といえるでしょう．カンファレンスの場を，実践的臨床倫理検討のグループワークと認識している医療者は少ないかもしれません．話し合い，医療・ケアチームというグループの力とスタッフの力を活性化し，医療やケアの実践の質を高めるグループワークであり臨床倫理の実践場と捉えられます．

　臨床倫理をグループワークやカンファレンスで深めていくためには，より効果的なファシリテーションが重要になります．ここでは，まず臨床倫理事例検討会のグループワークを基本に，その実践的な検討の場としてカンファレンス場面のグループワークとファシリテーションにも触れていきたいと思います．様々な機関の事情に合わせ活用できる点を参考にしていただけたらと思います．

1──ファシリテーション

　ファシリテーションとは，グループによる活動が円滑に行われるように支援すること．目標を達成するために，問題解決・合意形成・学習などを支援し促進するための方法です．そして，グループ活動が円滑に行われるよう，課題を達成しようとするグループに対して中立的で公平な立場にたち，話し合いのグループのプロセス（グループの状況）に介入し，支援を行う役割を担う人を促進する（facilitate）する人を，**ファシリテーター**（facilitator）といいます．

2——グループワークによって臨床倫理検討をおこなう意味

現場の臨床は，目の前の患者さんとご家族に何をすることが良いのか？　何が最善か，の連続です．そして，一人の患者さんについてそれぞれの専門職で構成される医療．ケアチームで考え，最善を話し合い，共に1つの方向性を見いだすことを目指しています．

臨床検討会では，現場の臨床事例を用い臨床倫理の検討をグループワークによって行うことで，チームで倫理的に考えながら話し合い1つの方法を見いだす力を養い，臨床の質を向上させていきます．グループワークは，ソーシャルワークの援助技術の中では集団援助技術と呼ばれ，グループ活動のプログラムを通して参加メンバーの課題解決や成長を意図します．

グループの体験の質が効果に大きく影響するため，グループ成員間の関係，成員の相互作用のプロセスに関わるファシリテーションが非常に重要となります．グループワークでは，メンバーを信頼し協働すること，メンバー相互の体験や気づきを共有すること，活動を通して自分を新しく味わい自分の可能性を確認すること，課題への取り組みの過程を通し成長することが，重要となります．通常のカンファレンスでも意図するところは，一方向づけの結果を出すことにとどまらないスタッフの成長であることが大切です．

多くの「学ぶ」という行為は，特定の知識を取り入れることや，つねに存在する正解にむけ到達することをいうのではないでしょうか．しかし臨床倫理を考察し実践するには，それで充分とは言えません．検討会やカンファレンスといったグループワークの参加体験型の研修を通し，経験や認識のずれや揺さぶり，混乱や葛藤を体験し（福山 2016, p. 3），ケアギバーとしての自分の価値や意味や専門性を自問し対象者の最善を追求することを身につける必要があります．臨床倫理検討をグループで行うことで，参加の各人が共に臨床倫理の考え方を身につけることが重要です．現場の様々な意思決定の局面において「今，この患者さんご家族に何をすることが最善か」を追求していく臨床倫理的な感性を涵養することを目指します．

医療・ケアチームのカンファレンスは，実践的かつ即その場でケアを方向づける現実的な臨床検討の場であり，ここにチームメンバーが積極的に参加しコミットしていくことは，その力を実践的に磨くことになります．

3——グループワークの鍵となるグループダイナミックス

グループの力とは，自分とは異なる感じ方や違う経験や発想を持つ人に出会い，互いに触発し合いながら生み出される力（福山編著 2016, p. 4）であり，グループの活動を推進させる力です．グループのメンバーは，たがいに影響し合い相互に作用しており，メンバー間の相互作用により各人の感情・考え・行動は，変化します．このようにグループ内で

生じている「力」，メンバーを動かし合っている「力動」をグループダイナミックスといいます．メンバーが各人の力を発揮し，互いに活発に関わり合いながら互いの力を引き出し合い目標を達成していく鍵が，このグループダイナミックスです．グループダイナミックスが活性化されるには，メンバーの相互受容性と互恵的な関係が重要になります．

　医療・ケアチームは共に日々のケアを行っているスタッフで構成され，固定したグループと考えがちです．しかし実際にはスタッフは常に固定されているものではなく各人がいつも同じ状態ではありえません．また構成メンバーの組み合わせによって変化する力動を持っているのがチームでもあります．医療・ケアチームのグループダイナミックスに注目したカンファレンスなどのグループ活動こそが，チームのケア力を推進していく鍵となります．

4——ファシリテーターの役割

　ファシリテーターはグループの活動を促進するために，グループメンバー同士の関わり合いや，相互作用をとらえる必要があります．このグループダイナミックスを読み活性化することが，ファシリテーターの役割です．

　ファシリテーターは，グループの「指導者」ではなくグループの活動を「助ける」役割であり，グループの「活動を可能にする人」（enabler）です（トレッカー 1978, p. 11）．グループワークではともすれば活動の成果物ばかりに関心が行きがちになりますが，ファシリテーターの関心の要点は常にグループのなかの個人です．参加者個人の変化や成長，グループの成長が，臨床倫理的視点に確かに立脚した実践を支援することに他なりません．

　日常のカンファレンスの場においては，ファシリテーターは司会をするリーダーナースやソーシャルワーカーなどが担う場合や，司会者とは別に主任看護師や看護師長などがその役割を受け持つ場合があるかもしれません．病棟での指導的な役職者であってもファシリテーターを担う場合は，あくまでも指導者というより参加のスタッフメンバーが自由に話し合うという「活動を可能にする人」として，各人に目を配り支援していくのは同様です．

5——臨床倫理検討のファシリテーションの実際

(1)　グループワークをデザインし，整え，導入する

グループワークのプロセスを設計する

　臨床倫理を深めるためのグループワークの目的を明確にし，事例検討をおこなうグループワークの流れをイメージし時間配分等をシミュレーションしプランニングします．

　カンファレンスの場合も，テーマにそった論点や時間配分をイメージし，場面を組み立

ていくことになります.

ウォーミングアップによってグループを暖める

　メンバーの共有の場を創るためにウォーミングアップは効果的です. スタート時は, 初対面のメンバーの緊張が「アイス（氷）」のように張りつめている状態と言えます. これを打ち破るためのアイスブレイクとして, 検討会では参加者の所属と名前と和むテーマのひとこと（リフレッシュ法など）を加えた簡単な自己紹介は, 場が暖まり和みます（川村 2004, p. 31）.

　カンファレンスでは, 特に初めての院外の在宅医療・ケアのスタッフが加わる場合などは, 参加への感謝やねぎらいの言葉をかけ自己紹介を依頼するなど, 院内スタッフとの場を繋ぐことが大切になります.

グループワーク・カンファレンスを導入する

　グループワークの目的と進め方, 話し合いのルールについて説明をおこないます. 臨床倫理研修会のグループワークの場合は, 「講義で学んだことを実際の事例を通して考え理解を深めていく」目的があることを確認します. 事例に不足している情報だけにとらわれたり, 事例の当該機関や提供者のケアを批判したりするのではなく, 状況を自分に引き付け自分だったらどうするか考える姿勢が重要であることを強調します.

　カンファレンスでは, 参加スタッフが対象者やテーマへの理解や関心にばらつきが大きい場合は, 導入として経緯や話し合いの意図について共有を図り, 主体的な参加と話し合いを促していきます.

話し合いのルールについて説明する

　検討会では, 職種や経験や立場にとらわれずに自由に話し合い, 学びをもっと深めていくための仲間として互いの意見をよく聴き攻撃や批判はしないこと, ここでの発言をどこかに漏らさない守秘の原則を説明し, 自由な発言と活発な議論を呼びかけます. 絶対的な「ただ一つの正解」があるのではなく, 意見や見解の違いを尊重し多角的に考察することを促します.

　カンファレンスの検討では, 職種や役職からなかなか自由になれず, 率直な話し合いが始まらない時には「本人にとっての最善について, 立場や職種を超えてみんなで力を合わせ考えていきましょう」などと働きかけることも必要です.

話し合いの進め方を説明する

　臨床倫理事例検討会では話し合いのプロセスを重視し, シートを埋め完成させることだけが目的ではないことも強調しつつ, 何をしていくのか説明します. シートの流れに沿って進めていきますが, グループの関心がある点に集中し議論が展開している場合も, そこ

から議論を広げることもできます．臨床家のメンバーは項目を網羅し話し合っていることは多いのですが，どの点を議論しているのか認識されない場合には説明を加えます．

カンファレンスにおいても，何をどのように話し合っていくかをスタート時に明確に示していくことが重要となります．

(2) 話し合いが促進するよう働きかける

ファシリテーターの観察に際し重要なのは，発言された言葉（verbal）だけではなく，むしろ言葉によらない非言語（non verbal）に関心を寄せることです．発言がグループの中で浮いてしまうことや，無視され傷つくことを恐れ，空気を読むばかりで考えや感じたことを表明しない，また発言に対し批判的な意見をかぶせ封じてしまう等，グループの活動が阻害されている場合には，観察に特に注力し，どこに由来するのかグループ内の関係性か個人の特性かなどを見極め，的確な介入が必要になります．

カンファレンスにおいて，従来のスタッフ間の立場や関係性から発言が阻害される場面では「もう少しそのことについて伺ってみませんか」などと迅速に介入し仲立ちする必要があります．

話し合いの開始後は見守りつつ，孤立している特定の個人にも直に働きかけるだけでなくグループ成員を結びつける働きかけを意図します．メンバーの一人ひとりが，全体の中で個を埋没されることなく，全体に貢献しうる個別な存在と実感できるよう，丁寧なレスポンスでメンバー意識を育むことを意図します（トレッカー 1978, p. 31）.

ファシリテーターが誰のどんな意見にもよく耳を傾ける姿勢で臨むことは，参加者にそこでどうふるまうのが良いのかを示すこと（モデリング）の意味があります．意見の意図が含まれた大切なことばを繰り返す（反復）ことや，互いの意見を更に理解し合えるように意図的に問いかける（質問）ことで意見の主張を支えます．

(3) グループワークのプロセスの構造化を図る

ファシリテーターは，今グループが何をしているのか，プロセスのどこにいて何を議論しているのか，グループの動きを俯瞰し捉え，的確にプロセスを見える化しメンバーに共有します．メンバーが話し合いを通じ事例の全体性を見渡せていけることが実感されるように支援します．検討会ではワークシートを用いますので，グループの話し合いのプロセスがどのような流れを経てきているかを可視化し，フレームワークを示すことができます．話し合いが行き詰まったときにこそ，グループがどんな話し合いを積み重ねて，今どこにいるかを振り返り共有する構造化が重要になります．

カンファレンスでは，随所で論点の話し合いがどのように進み，選択肢としてあげられていた点についてどう話ができたのかを要約し，参加スタッフへ話し合いの構造化を行います．

⑷　合意形成をサポートする

　展開されてきた議論の論点を抽出し意見を整理し，グループ内の合意形成を支援します．メンバーが意見の相違を明確に理解し，すり合わせてグループとしてのコンセンサスをつくるプロセスです．様々な意見や議論の経緯において論点が見えにくい場合など，タイミングをとらえて要約しメンバーの共通理解や認識を図ります．

　合意形成は多数決的な決着のつけ方とは異なり，また絶対正解と割り切れない要件も多く含まれます．自分たちは，あれもこれも考え悩み一応の合意点をここに見いだした，というグループプロセスへの共通認識が合意形成として大切になります．

　カンファレンスにおいても，医療・ケアチームとしての到達点について各々のスタッフの納得と合意を導くものは，そのプロセスへの各人の充分な関与と質であることは同様です．「今の発言は先ほどの意見とここが同じですね」などとすり合わせの働きかけを行い，機を逃さずに介入していきます．

⑸　クロージング：話し合いを閉じる

　グループの話し合いのプロセスを振り返り，共働作業を互いにねぎらい学びの糧を共に評価し分かち合います．これはグループ活動への達成感や動機付けとして重要な意味があります．グループメンバー各人に感謝を伝え，メンバーからの自由な感想や率直な語りでこの体験がどのようなものであったかが共有されます．これらはファシリテーションの振り返りや評価ともなります．共に体験を分かち合いグループを閉じます．

　カンファレンスでは，医療・ケアチームの話し合いのプロセスについて簡潔に振り返り，スタッフへ参加へのねぎらいと感謝を伝え，対象者にとっての最善を医療・ケアチームで検討できたことを共に評価し次のケアにつなげていきます．

おわりに

　臨床倫理検討を深めるための臨床倫理事例検討会や，カンファレンスの場でのファシリテーションを行うことは，グループメンバーや，医療・ケアチームのスタッフの豊かさを実感する機会となります．グループやチームの力に触れ，グループワークの深みを楽しみつつ，臨床倫理に基づく実践を共に深めていきたいものです．

【文献】
福山清蔵編著（2016）『対人援助のためのグループワーク 3』誠信書房.
川村隆彦著，北山清一・相澤譲治・久保美紀編（2004）『グループワークの実際』相川書房.
トレッカー，H. B.（1978）『ソーシャル・グループ・ワーク——原理と実際』（永井三郎訳）日本YMCA 同盟出版部.

10
臨床倫理の文化を現場に定着させるために

霜田　求

はじめに

　臨床倫理という営みの基本的な目的は，臨床現場で生じる個別事例の検討による問題解決・方針決定ですが，それに加えて，医療スタッフの倫理的感受力の涵養やコミュニケーション・スキルの向上，さらには，さまざまな課題への協同的な取り組みを軸とした組織文化の育成も，その重要な役割と見なすことができます．さらに，各現場で慣行として行われてきた「あたりまえのこと」や，各分野で「標準的なケア」として引き継がれてきたことについても，「本当にこれでよいのか」を問い直す機会となることが期待されます．

　本章は，こうした臨床倫理の実践が個々の医療現場のスタッフ自身による「臨床倫理カンファレンス」という形で日常的に実施されるためにはどのような条件が満たされる必要があるのか，それが困難であるとしたらその要因は何であり，それに対処する方策はどのようなものかを探る試みです．それは同時に，「臨床倫理の文化」が定着するために求められる共通理解の内実を明らかにすることでもあります．

1———臨床倫理の文化を形づくるもの

　臨床倫理の事例として提示されるものに共通するのは，関係する人たちの間で何らかの対立・葛藤があるために対応を決めることがむずかしい（あるいは決定されたことに納得できない人がいる）という状況が認められる，という点です．そのときむずかしい背景・原因として主に以下のことが考えられます．

　第一に，事柄それ自体の複雑さ・多面性から問題が生じる場合，臨床上のケア（医学的・看護的・福祉介護的な措置）をめぐる対応，とりわけ複数の選択肢（それぞれにメリット・デメリットがある）の中から方針決定することに伴う困難さが生じます．例を挙げると，「認知症患者への安全確保のための拘束」「意思能力が失われた患者への侵襲的措置」「救急搬送された人への生命維持措置」などを実施するか否か，といった問題です．

　第二に，事柄の関係者（患者とその家族，医療スタッフ，医療施設の管理責任者等）の間で問題が生じる場合，主に患者を取り巻くさまざまな人・集団・組織の間でコミュニケ

ーションがうまくいかないため，具体的方針を決めることがむずかしい，といったことが挙げられます．

　こうした臨床倫理事例の特性を踏まえ，問題解決ないし方針決定に至るには，個別事例の検討方法の明確化やチームとしての取り組みが必須となります．具体的には，行き当たりばったりのケースバイケース対応ではなく，事例検討シートに即して，医学的（病状・病歴，予後，選択肢など），個人的（価値観や意思），社会的（家族関係，経済状況など）な側面それぞれにおいて，情報の整理および共有を図りつつ，関係者間のコミュニケーションを進めていくという共同的・協同的営みが求められます．このような営みが必要でありかつ有意義であるという共通了解が認められるとき，そこには「臨床倫理の文化」が存在していると言うことができるでしょう．

　以下，その主な構成要素を4点にまとめます．

(1) 「倫理」という問題枠組み

　臨床現場で起こる問題については，一定の医学的根拠を含む複数の選択肢があり，かつ関係当事者の意向が一致しないことにより，倫理的に妥当な方針決定が困難であることが少なくありません．そうした場合，諸事情を勘案した「さしあたり（一応）適切な答え」を探ることが重要です．そのためには，各選択肢の医学的な評価（メリットとデメリット，リスクとベネフィット）を踏まえ，関係当事者の多様な倫理観を考慮した上で，異なる意見の間で折り合いをつけた「納得できる（倫理的に受容可能な）答え」を導き出すプロセスが必要です．こうした営みを関係当事者の間で継続的に遂行することもまた「倫理」の重要な一部を形づくるのです．

(2) 医療スタッフ間の関係

　問題事例においてスタッフ間で意見が異なる（方針決定が容易ではない）要因は，職種・職位あるいは各個人による価値観の違い，患者・家族との関わりなど，何を優先するかについて合意がむずかしいためだと考えられます．チーム医療が標準化しつつある中で，異なる属性（職種・職位・年齢・経験年数等）のスタッフによる，多様な意見が交差する関係性を構築する継続的な努力が求められます．そこでは，主治医ないし診療科の責任者の価値観や意向が強く反映され，権威主義，前例慣行主義，事なかれ主義が蔓延する環境から自由であること，具体的には「鶴の一声」「規則で決まっている」「ここではずっとそのようにしている」といった意思決定スタイルではなく，各スタッフが「よりよきケア」の協同的営為の担い手であるという了解が共有されていることが重要です．

(3) 患者・家族との関係

　「意思決定の主体は患者とその家族であり，医療者はそのために必要な情報を提供することに徹するべきだ」という「情報提供モデル」ではなく，患者・家族と医療者との間で

双方向的な関わりの中で協同的に意思決定を進めるという「相互行為モデル」が臨床倫理の基本スタンスと見なすことができます．たしかに，診療方針決定プロセスにおいて，患者とその家族の意向を尊重するのが原則であることは間違いないのですが，患者にとって最善のケアを提供するためには，必要があれば医療者側としての考え方や価値観を伝えること，患者・家族の考え方や情報・理解などが不適切と考えられる場合にはそのことを率直に指摘することも大切です．共に「よりよきケア」を実現するパートナーであるという了解が求められます．

(4) 「臨床倫理カンファレンス」という場の設定

　医療スタッフ間で問題解決ないし診療方針決定のための意見交換を実施する枠組みとして，通常の医療カンファレンスとは別に臨床倫理カンファレンスが設置され，その運営主体を含めた実施体制が整備されていることが望ましいと思われます．その際，各スタッフが自由に（圧力，嫌がらせ，陰口，報復等がないことが保証され）問題点の指摘や意見表明ができること，どの職種・職位のスタッフであれファシリテーターと同時にコーディネータ／オーガナイザーとしての役割を担いうることが肝要です．このカンファレンスでは，そのつど事例に関係する現場単位で問題点や方針決定について検討を行い，さらには病院・診療科の規則や方針の妥当性についても議論することが求められます．

2──臨床倫理の文化を定着させる上での課題と対応策

(1) 「倫理」というハードル

　「何が倫理の問題なのかよく分からない」，「これはそもそも倫理の問題なのか」という疑問が示されることがあります．「倫理が問題になるのは何か特別な場合（生命の始まりへの介入，安楽死・尊厳死，遺伝子・再生医療など）であり，どこかの専門家や政策決定者が考えること（自分たち臨床現場の者とは無縁）だ」という考え方も見られます．あるいは，「倫理についての意見は個人（時代，民族，宗教など）によって異なるので，議論しても時間の無駄ではないか」，「医療・看護のスキルをきちんと習得すれば倫理で悩むことはなくなる（倫理が問題になるのは技術と経験が未熟だから）」という意見に遭遇することも珍しくありません．

　これらはいずれも，「倫理」という言葉の一面的（恣意的）な理解に基づいてそれを忌避する姿勢と見なすことができます．しかしながら「倫理」は，それぞれの価値観（人生観，死生観等）と密接不可分であるだけでなく，そうした価値多元状況にある現場（あるいは社会全体）の中で意思決定をする際の共通のルール（根拠に基づく説得，合意の妥当性等）や意思決定のシステムもまた，それ自体の正当性（価値および規範について）が問われる事柄と言うことができます．

「あなたが疑問と感じたことはおそらく倫理的問題です」というスタンス，治療の選択肢についての意見相違など「純粋に医学的問題」と思われることであっても，各選択肢の優劣の判断・決定根拠のなかにはたいていの場合，価値ないし規範に関わる評価が含まれており，それは「倫理」と無縁ではないでしょう．つまり，価値の多様性という状況の中で，それぞれの事例に即して，さらに基本原則やルールについても異なる意見を突き合わせつつ問題解決や方針決定を行うプロセスは，すなわち医療者の実践はそのほとんどが「倫理的営み」であるということになります．

「出生前診断で胎児に染色体異常が見つかったときに中絶を申し出るカップル」や「宗教的信念に基づいて有効と見なされる治療を拒否する患者」などに医療者側はどのように向き合うのか，といった「生命倫理」的課題だけでなく，「頻回にナースコールをする（訪室が遅くなると暴言を浴びせる）患者」や「認知症で独居のため服薬管理が困難な患者」にどのように対応するのか，という問いもまた「倫理」の課題なのです．

(2) 医療スタッフ間の関係

医療現場によっては，主治医や診療科の責任者が治療方針や問題対処の際に強い権限をもつ，あるいは従来からパターンとして確立しているやり方を踏襲するという風土により，スタッフが自由に意見交換できる雰囲気がないということがあります．また，医療者個人により「倫理」についての考え方には少なからず違いがあるので，とくに指導的立場にある者が否定的・消極的であったり（「倫理など時間の無駄」），強固な信念をもっている（「このやり方が正しい」）場合は，事例検討をすること自体むずかしいかもしれません．

「そんなことは自分たちで（診療科内で）解決すべきだ」，「問題を外に出すのは恥ずかしい」，「自分たちに問題解決能力がないと思われるのは避けたい」，「外部者（診療科外，施設外）の者が関与することには抵抗がある」といった，医療者側の閉鎖的考え方も，風通しのよくない医療環境につながっていると考えられます．

各事例について，多職種で自由に話し合う機会を設けることにより，職種ごとに異なる慣例やしきたりなどを相対化する（外から見る）可能性が開かれる，「あたりまえ」と見なされてきたことが，そのつどその正当化根拠を問われる，そしてそれらがコミュニケーションの反省的営みとして展開されることが重要なのです．

(3) 患者・家族への対応

診療・ケア方針の決定主体は患者（およびその家族）であり，医療者側はその決定のために必要な情報（各選択肢のメリット・デメリットなど）の提供にとどまるべきであり，価値観の押し付けなど不必要な介入は控えるべきという「患者中心主義」が近年ますます強まりつつあります．医学的に「無益」「妥当ではない」選択肢を患者側が要求する場合や，「有益」「妥当である」選択肢を拒否する場合，「患者の価値観（宗教的信念を含む）に基づくものである限り，医学的合理性を欠いているとしても認めるべき」なのでしょう

か．たしかに「法律・指針や診療マニュアルに反する場合は医療者側は従う必要はない」としても，おそらく各事例はそれぞれ複雑な事情を抱えているので，ただちに答えを出すことはむずかしいでしょう．

また，いわゆる「おまかせ患者」や主治医の説明に影響を受ける傾向の強い患者・家族への対応，患者本人の意思確認が困難な場合（意識障害，認知症など），患者と家族あるいは親族の間に感情的な葛藤や軋轢がある場合，さらには患者・家族による理不尽な言動（暴力・暴言・ハラスメント，コンプライアンス欠如）への対応についても，その場限りの判断で済ませる（あるいは対処マニュアルに従う）というわけにはいかないはずです．

個々の臨床現場において，患者・家族との間にバランスの取れた対応を探りつつ，医療施設・診療科としての原則を明確にした上で（基本方針やマニュアルという形で明文化することが望まれる），そのつどの具体的コミュニケーションを進めていくことが必要となります．その際，医療スタッフの間で可能な限り意思統一を図り，普段から患者・家族との信頼関係の醸成に努め，正義・公正への配慮（他の患者のケアへの妨げとならない，スタッフの肉体的精神的負担が過剰とならない等）も忘れず，問題行動が認められる場合はその背景・原因の究明と対処方法を検討することなども大切です．

⑷ 「臨床倫理カンファレンス」というハードル

日常医療において定着している医療カンファレンスがすでにあるのに，わざわざそれとは別の倫理カンファレンスが必要なのかという疑問が提示されることもあります．たしかに，医療カンファレンスでも倫理的な事柄に言及され議論されることもあり，それで十分という見方もあるでしょう．また，現場では短時間で方針決定しないといけないので，倫理的な視点から事例検討している時間的余裕がない，日常業務に追われてそのための時間が取れない，あるいは事例検討それ自体に積極的関心を持つ人があまりいない，といった事情が立ちはだかることもあるかもしれません．

実際に臨床倫理カンファレンスが行われた場合でも，例えば上職者や強固な信念をもつ人の発言に他のスタッフが引きずられてしまう，若年者や経験の浅いスタッフがほとんど発言しない（「おかしなことを言って，恥をかいたりにらまれるのはいやだ」等により），といったことも起こりえます．あるいは，事例検討の進め方が分かりにくい，とくに種々の「事例検討シート」の記入の仕方や使用法が難しいので，しばしば「おしゃべりタイム」になってしまう，といった運用面での課題も指摘できます．

関心のあるスタッフが主導的役割を果たすことにより自発的集まりとして，あるいは病院機能評価等の制度的要請による非自発的な形でカンファレンスがスタートしたとしても，とりあえず（おためしとして）経験することに意義はあると考えられます．カンファレンスの中で倫理的問題について各スタッフが自分の思い（とくに日頃は声に出せないこと）を発言すること，他のスタッフがそれに耳を傾けること，そのなかで自分がこれまで直面してきた対応困難な事例について「あれでよかったのか」「もっとよいケアがありえたの

ではないか」というような振り返りの機会となることもあるでしょう.

　現場の中に倫理カンファレンスへの抵抗感があるときは,「倫理」を前面に出さずに「よりよいケアのための反省と意見交換の集い」というような形で, それぞれディレンマと感じた過去の事例を想い起こして考え直すきっかけになる, 共にケアを担う者として他のスタッフが日頃どのように考えているのかを知ることにもつながる, というように, 参加した者が「むだではない」と実感する可能性を探ることが重要です. また, 事例検討の進め方がむずかしいと感じる場合は, とりあえず「問題と感じたこと」を自由に（形式の制約なしに）話してもらい, 論点整理をしていくという方法などが考えられます. そこから, 意見交換のたたき台として事例検討シートの必要性に気づく可能性もあるでしょう.

おわりに

　本章の内容は, 2004 年頃から筆者が関わった臨床倫理活動実践の中で考えたこと, 感じたことを文章化したもので, たくさんの関連文献（図書, 雑誌論文, ウェブサイト情報等）, 事例検討会や倫理研修での経験を踏まえてまとめたものです. 具体名を挙げることはしませんが, ここに謝意を表します.

対談 臨床倫理の過去・現在・未来

石垣靖子×清水哲郎（司会：会田薫子）

二人の出会いと臨床倫理の萌芽期

会田 お二人の出会いと当時の臨床倫理について教えてください.

清水 1986年に患者の家族という立場で初めて石垣先生にお会いしました. それ以来, もう35年近いお付き合いになります. 妻が東京から札幌に移動してきて, 紹介された東札幌病院に初診でうかがった時に,「看護部長がご挨拶します」と問診担当の看護師が話して, 出てこられたのが石垣先生でした. 後でうかがったのですが, 看護部長としてできるだけ外来受診の患者さんにはご挨拶する, 毎朝病棟のラウンドを行って患者さんやご家族と交流する, というやり方を始めておられたのでした.

石垣 患者さんやご家族とのコミュニケーションを大切にした医療を実現したいと思っていたのです. それが臨床倫理の基本ですから.

　当時, すでに東札幌病院ではチーム医療が実践されていて, アメリカのハワード・ブロディの著書『医の倫理——医師・看護婦・患者のためのケース・スタディ』（東京大学出版会, 1985年）を教材に, 定期的に多職種で, 院長も副院長も一緒に勉強会を行っていました. それで, インフォームド・コンセント（informed consent）やQOL, 患者さんの意思決定支援や患者・医療者関係などについて学び, 実際の患者さんのカンファレンスに活かしていました. 院長の石谷邦彦先生の方針で開始されたのですが, 1980年代半ばにこうして臨床倫理を学びつつ実践していたのは, 全国的にみても先駆的だったと思います.

清水 私はその頃, 北海道大学で西欧中世の言語哲学や倫理学を専門としていましたが, ある日, 石垣先生から, この病院の倫理セミナーで講師をするよう依頼されたのです. 今から振り返ると随分固い話というか, 私の哲学上の関心・こだわりを込めた内容の話でしたね. でも, 石谷邦彦院長, 石垣看護部長をはじめとして, みなさんに受け容れていただき, また「医療はこういう方向でありたい」というところで幸いにも波長が合ったようで, いつのまにかレギュラーの講師になっていたのでした.

石垣 哲学は根本から問いますよね. 例えば, 当時, 医師は近い将来の死が避けられない患者さんであっても, できるだけ患者さんが死なないようにと仕事をすることもありまし

たが，清水先生は「死はできるだけ避けるべき悪なのか」を勉強会のテーマとしたことも
ありました．逆説的に問いかけられると考えるきっかけになります．言葉についてもよく
考えるようになりました．「がん告知」を「真実を知らせること」と言い換えると，異な
る側面がみえてきますし，倫理的な問いも異なってきますよね．

　臨床では言葉がとても大切なのに，言葉の意味や重要性を考えることとか，意識するこ
と，そういうことは本当に稀なんです．だけど清水先生はそこのところをしつこく，丁寧
に説明してくださるので，立ち止まったり，考え直したりする機会をいただけました．そ
れはとても大きかったです．

　そしてもう1つは，言葉の意味が人によって違うということに意識的になったこと．カ
ンファレンスをしていると，同じ言葉でも個人や職種によって意味や使い方が違っている
ことがあります．典型的なのが，医師は「この人のQOLを考えたら治療を続けるべき
だ」といい，看護師は「この人のQOLを考えたら，今は一旦休むことも大事じゃないで
すか」っていう．同じQOLという言葉を使っていながら，こちらは治療する，あちらは
治療を休むといっている．こういうときに清水先生が，何がどうすれ違っているのか，そ
れはなぜなのかを分析してくださって，共通言語を持てるようになりました．そのことで
も清水先生は大きな貢献をしてくださいました．

臨床倫理の独自の方法論の開発

会田　そうした勉強会の積み重ねが，やがて臨床倫理の独自の方法論の開発につながった
ということですか？

石垣　東札幌病院では，1990年代には院内オープンの多職種合同カンファレンスをほぼ
毎日行うようになっていました．臨床倫理的な検討を要する患者さんは複雑な事情を持つ
方が多いので，その複雑さを適切に分析できて，しかも多職種の参加者みんなで検討の過
程を共有できる方法が必要でした．それに，患者さん側と医療者側がよく話し合って一緒
に考えながら決めていくような合意ベースの進め方をカンファレンスで活かすべきと思っ
ていました．それで，清水先生がシートを考案してくださって，さらに改定に改定を重ね
て現在の「臨床倫理検討シート」の形にしてくださったのです．

会田　日米では意思決定に関わる社会的要因や意思決定の背景になる思想文化に異なると
ころがあるので，輸入概念やツールを活用する際には工夫が必要ですよね．

清水　石垣先生らの臨床倫理委員会の活動に私も参画させていただくなかで，ジョンセン
たちの考え方も参考にしつつ，日本の家族関係のあり方や文化的背景に合う検討法を考え
ました．誰かが何かを言語化したときのその言葉が意味することや，何かを決定するとき
に関わる事柄や背景，特に家族の位置づけと関与の仕方が日米では異なる場合が多いです
から．

　出来事を時系列で整理し，そのプロセスを把握し，医療とケアの意思決定のプロセスも

認識することが重要なので，そのプロセスが見えるように工夫しました．医療者側から説明すること，患者さんやご家族の考えや気持ちを聞くことという双方向の情報の流れを整理しつつ話し合いを進める方法です．

会田　それは，意思決定の《情報共有—合意モデル》の考え方を「臨床倫理検討シート」に反映させて活かすということだと思いますが，このモデルも清水先生が石垣先生や東札幌病院のスタッフの方々と勉強会を繰り返し行うなかで形成されたのでしょうか？

石垣　東札幌病院で行っていた意思決定に関する実践について分析したり話し合ったりしていくなかで，清水先生が概念を整理してくださって，次第にこのようなモデルになりました．

　患者さんの医学的な情報を基本として，そこに患者さんやご家族から聞いた患者さんの人となりや生活や人生の物語りに関する事柄や価値観などを加えて，ご本人にとっての最善をご本人の視点から考えつつ，患者さん側と医療・ケアチーム側のコミュニケーションを進め，双方の納得を得て合意に至る方法です．そういう意味では，当時から「意思決定」というよりも「意思決定支援」を考えていましたね．

清水　1990年に日本医師会がinformed consentを「説明と同意」と説明して国内の医師を啓発し始めましたが，その頃本格的に日本に導入された「患者の自己決定」の考え方では，医師は説明する人，患者は決定する人と，意思決定が分業化される傾向がありました．

　私はこれを「決定の分担論」と呼ぶようになりましたが，医師会の報告が出た直後に倫理セミナーでお会いしてこれを批判したところ，石垣先生も確か「私たちはそんなよそよそしい関係ではなく，患者さんと医療者が信頼関係を持ちながらコミュニケーションを進めて治療方針を決めていくやり方を目指しています」という趣旨の応答をしてくださったのでした．まさに波長が合っていたのです．これに意を強くして，分担論ではない「共同決定論」として，後に《情報共有—合意モデル》と呼ぶようになる，「合意を目指す・一緒に決める」，「患者の人生にとって良いかどうかを価値の物差しにする」という考え方を批判に耐え得る理論にしようとしました．

　近年，英語圏からの輸入概念であるshared decision-making（SDM）が日本の医療者の間でもよく言われるようになってきましたが，私は1993年には《情報共有—合意モデル》は意思決定プロセスとしてはSDMの一種だと理解していました．ただし，分担論を経たものではなく，分担論の出現に反発して形成した共同決定論だったところが，欧米とは異なる流れを経たと言えるのではないでしょうか．

「臨床倫理ネットワーク日本」への展開

会田　《情報共有—合意モデル》を核とした清水・石垣理論による臨床倫理の研究と，それを臨床現場で実践に活かすための事例検討会が全国規模で広く行われるようになったのは，いつ頃でしょうか？

清水　学術振興会の科研費を得て，90年代から臨床倫理に関する研究・開発を進めてきました．「臨床倫理検討シート」の原型ができたのが99年度で，2000年代に入ってからその成果を医療現場に還元するために，事例検討を含む「臨床倫理研究会」を各地で開催するようになりました（東札幌病院・東北大学以外で行うようになったのは2003年から）．やがて「臨床倫理ベーシック研修会」さらには「臨床倫理セミナー」と名称が変わり，そこで提供される考え方や事例検討の進め方を提供する側はいつしか「臨床倫理プロジェクト」と自称するようになっていました．セミナーは年々増え，2019年度は全国16カ所で開催され，合計で約2,600人の医療・ケア従事者の方々が参加してくださいました．

石垣　この16カ所は，いわば「点」ですよね．それらの「点」と「点」をどのように「線」にして，最終的には全国の取り組みを「面」の取り組みにしていくことができるかが課題ですね．

清水　これまで「臨床倫理プロジェクト」は全国各地に形成されたそれぞれの研究会と個別につながってきましたが，臨床倫理の活動をより広く展開するために，2017年に「臨床倫理ネットワーク日本」*を立ち上げました．このネットワークは，各地で臨床倫理を実践している医療・ケア従事者の緩いつながりをつくっていくためのものです．それによって，各地の研究会同士が情報交換をしたりして相互に学び合い，よりよい事例検討やカンファレンスをそれぞれの場で行っていただくことを目的としています．

　また，全国各地でセミナーを実施していると言っても，まだこれからの地域もあります．ですから，より多くの地域のより多くの皆さまに参加していただけるように，また，すでにつながってくださっている皆さまには，単に「臨床倫理プロジェクト」と各地の皆さまという関係にとどまらず，各地のグループ間が交流する関係になるようにしていきたいと考えています．

　そうして全国各地に臨床倫理の推進を目指すグループが形成され，そのグループ間の緩やかなネットワークが形成されていくこと，臨床倫理プロジェクトもそのグループの1つとしてネットワークに連なることを目指しています．

会田　「臨床倫理ネットワーク日本」ではe-learningのコンテンツ制作に取り組むことも計画していますよね．

清水　そうですね．e-learningのコンテンツ制作については会田さんの活躍に大いに期待しています．これは通常の学習手段としても役立ちますし，また，昨今新型コロナウイルス感染症のパンデミックに直面して経験したように，私たちは今後，直接対面せずにセミナーを実施することも可能にしていく必要があるでしょう．物理的に相互に距離を取っていなければならないときこそ，オンラインでつながる方法を工夫する必要があります．オンライン・セミナーでも対面セミナーに劣らない充実感を得ていただけるようにしたいです．まだまだやることはたくさんありますね．

これからの臨床倫理で大切なこと

会田 今後の臨床倫理の展開で大切なことはどのようなことでしょうか.

石垣 まず，すでに事例検討を始めている医療・ケア従事者も，これから行おうとする人も，「臨床倫理検討シート」というツールを使ってみることをお勧めします．このツールのなかに臨床倫理の大切なことが盛り込まれているので，事例検討を繰り返すことによって，一人ひとりの患者さんや高齢者施設の利用者さんの意思を尊重する意思決定支援について，学んで行くことができると思います.

そして，患者さんらに対応する際には，個々のスタッフとしても医療・ケアチームとしても，一番大事なことを常に意識すること．それは，一人ひとりのご本人を「人として遇する」ことです.

あなたの目の前のこの方は人間であり，単に医療の対象ではない．医療の対象として「扱う」のではなく，人間として「遇する」のです．それは一人の人間として敬意を払い，お話しをよく聞き，どんな苦痛や悩みを抱え，どんなお気持ちでいらっしゃるのかを理解しようと努め，そして応答しようとすることです．まさに，清水先生の「人間尊重原則」に沿った対応をするということです.

会田 「人間尊重原則」の対象は基本的にはご本人とご家族だと思いますが，私はスタッフも相互にこの原則に沿って対応するのがよいのではないかと思っています.

清水 そうそう．「人間尊重原則」は，医療・ケア従事者の仕事の進め方に関する原則であり，それはスタッフ間にも活かすべきことです.

石垣 そうです．お互いに人間として敬意を払いつつ仕事をすることが大切です．それは多職種カンファレンスの成り行きにも直接影響しますし，そういう組織の風土は患者さんやご家族にも伝わりますので，意思決定支援にも影響します.

そしてお互いに専門性を高めることも大切です．医療・ケアチームは専門家集団です．専門職は常に勉強し知識をアップデートし，経験を積み，専門性を発揮して成果を積む．実績があれば，より一層専門性を発揮することができる．活動の自由を得ることができるのです.

個々のスタッフは，自分の専門性を磨き続け，そして，専門性の高い多職種が連携して臨床倫理の活動を展開すると，倫理的な組織文化が醸成されます．すると患者さんやご家族はより満足感や納得を得ることができ，医療・ケアチームの仕事満足度も向上する．それが，より良いケアをすることにつながっていきます．臨床倫理の実践はこうした好循環を生む効果も持っています.

現場には1つとして同じ事例はありません．患者さんや利用者さんは一人ひとり固有の物語りを生きている大切な人間です．一人ひとりに敬意を払い，個別性を尊重する組織文化をつくっていきたいですね.

※「臨床倫理ネットワーク日本」（http://clinicalethics.ne.jp/）

あとがき

　読者の皆様，本書をお読みくださっていかがでしたでしょうか．大いに参考になったと言っていただければ良いのですが，さらに質問したいことや，首をかしげることも出てきたかもしれません．さらに臨床倫理プロジェクトと協力関係になって臨床現場における臨床倫理の営みを進めたいとお考えでしたら，大歓迎です．こうした皆様のニーズに応え，読者の皆さまへのフォローアップとして，次のサイトをご紹介しておきます．

　　臨床倫理ネットワーク日本　（この名でネット検索すればすぐ見つかります）
　　　　　　　　　http://clinicalethics.ne.jp/

　本サイトには，臨床倫理プロジェクトが提供する研究成果やオンラインでの学習を支援するコンテンツが含まれます．また，今後，医療・ケア従事者の皆様の活動や意見を載せる部分を充実させたいと思っていますので，よろしければ積極的にご参加ください．

　最後に．本書ができるまでの経緯を振り返りますと，臨床倫理プロジェクトは実に多くの皆様のご協力，ご援助を得て研究開発を進め，臨床倫理セミナー等研究成果を臨床に還元する活動を進めることができたと，改めて感じ，ここに心から感謝申し上げます．北から，地域の研究会等が主催して複数回開催した都道府県名を枚挙しても，北海道，秋田，岩手，宮城，東京，長野，富山，石川（金沢），大阪，広島，愛媛，福岡（久留米），鹿児島となります．この他，単発のセミナーや医療系の団体の研修会に臨床倫理プロジェクトのやり方を採用していただいた場合が数多くあります．

　このような機会を通して，臨床倫理検討シートを使ってみてくださったこと，事例を提供してくださったこと，プロジェクトの考え方や検討シートについてご助言くださったことを思い起こし，臨床倫理検討システムの開発自体が臨床現場の皆様と私たち研究者，そして患者さん本人とその家族の皆様の共同作業であったと改めて思っております．皆様ありがとうございました．

　このような研究開発を続けるためには研究資金が必要です．研究費について多くのところから支援を得ましたが，ことに 2007 年度から現在にいたるまで，東京大学大学院人文社会系研究科に公益財団法人上廣倫理財団からご支援を得た寄附講座「上廣死生学・応用倫理講座」が設置されてきたことは，本研究開発のプロジェクトにとって大きな支えになりました．死生学・応用倫理のテーマとして臨床倫理学・臨床死生学の研究・開発とそうした研究知見の社会還元としての実践活動を進めてくることができましたのは，継続的なご支援の賜物です．ここに同財団に心から感謝申し上げます．

　日本学術振興会の科学研究費補助金をはじめとする競争的資金で，臨床倫理プロジェクトの活動のためのものは，以下の通りです（研究代表者はすべて清水）.

・2018年4月—2022年3月　日本学術振興会　科学研究費補助金　基盤研究（A）「臨床倫理システムの哲学的展開と超高齢社会への貢献および医療者養成課程への組込み」
・2015年4月—2018年3月　日本学術振興会　科学研究費補助金　基盤研究（A）「臨床倫理検討システムの哲学的見直しと臨床現場・教育現場における展開」
・2012年10月—2015年9月　科学技術振興機構　RISTEX　研究開発プロジェクト「高齢者ケアにおける意思決定を支える文化の創成」
・2011年4月—2015年3月　日本学術振興会　科学研究費補助金　基盤研究（A）「ケア現場の意思決定プロセスを支援する臨床倫理検討システムの展開と有効性の検証」
・2003年10月—2008年3月　日本学術振興会　人社プロジェクト「医療システムと倫理」
・2002年4月—2004年3月　日本学術振興会　科学研究費補助金　萌芽研究「臨床倫理学の哲学的基礎付けと医療現場における実用化」
・1999年4月—2002年3月　日本学術振興会　科学研究費補助金　基盤研究（B）「医療現場における価値選択と共同行為に関するガイドラインと評価システムの開発」

　最後に，本書を担当してくださった東京大学出版会編集部の宗司光治氏は，原稿が集まったのがCOVID-19拡大の最中で出版事情も厳しい状況でしたが，何とか出版にまで漕ぎ着けてくださいました．ここに深く感謝申し上げます.

2022年1月　編者一同

執筆者一覧 （執筆順，＊印編者）

＊会田　薫子　（あいた・かおるこ）　東京大学大学院人文社会系研究科死生学・応用倫理センター上廣講座特任教授

＊清水　哲郎　（しみず・てつろう）　岩手保健医療大学臨床倫理研究センター長／東北大学名誉教授

　進藤　喜予　（しんどう・きよ）　成和会ほうせんか病院医師

　清水　千佳子　（しみず・ちかこ）　国立国際医療研究センター病院がん総合診療センター副センター長

　吉田　良　（よしだ・りょう）　関西医科大学外科学講座准教授

　安部　樹　（あべ・たつき）　東京大学医学部附属病院アレルギー・リウマチ内科医師

　石橋　由孝　（いしばし・よしたか）　日本赤十字社医療センター腎臓内科部長

　山﨑　宏人　（やまざき・ひろひと）　金沢大学附属病院准教授

　笹月　桃子　（ささづき・ももこ）　西南女学院大学保健福祉学部教授／九州大学大学院医学研究院共同研究員

　畠山　元　（はたけやま・げん）　盛岡赤十字病院緩和ケア科医師

　高屋敷　麻理子　（たかやしき・まりこ）　岩手県立大学看護学部・看護学研究科講師

　小藤　幹恵　（こふじ・みきえ）　公益社団法人石川県看護協会会長

　荒木　尚　（あらき・たかし）　埼玉県立小児医療センター外傷診療科科長／埼玉医科大学総合医療センター高度救命救急センター教授

　二井谷　友公　（にいたに・ともひと）　医療法人社団静実会ないとうクリニック院長

　岩城　隆二　（いわき・りゅうじ）　地方独立行政法人市立東大阪医療センター緩和ケア内科副部長

　丸木　雄一　（まるき・ゆういち）　社会福祉法人シナプス埼玉精神神経センター理事長・センター長

　西川　満則　（にしかわ・みつのり）　社会福祉法人愛光園老人保健施設施設長・医師

　石井　健　（いしい・けん）　済生会福島総合病院医療福祉相談室長

　日笠　晴香　（ひかさ・はるか）　岡山大学学術研究院ヘルスシステム統合科学学域講師

　早川　正祐　（はやかわ・せいすけ）　東京大学大学院人文社会系研究科死生学・応用倫理センター上廣講座特任准教授

　江口　惠子　（えぐち・けいこ）　社会医療法人博愛会相良病院顧問（元副院長・総看護部長）

＊田代　志門　（たしろ・しもん）　東北大学大学院文学研究科准教授

田村　里子　（たむら・さとこ）　一般社団法人 WITH 医療福祉実践研究所がん・緩和ケア部部長

霜田　　求　（しもだ・もとむ）　京都女子大学現代社会学部教授

石垣　靖子　（いしがき・やすこ）　北海道医療大学名誉教授

[編者紹介]

清水　哲郎 （しみず・てつろう）
岩手保健医療大学臨床倫理研究センター長／東北大学名誉教授
主要著作
『医療現場に臨む哲学』『同II　ことばに与る私たち』（勁草書房，
1997年，2000年）
『世界を語るということ』（岩波書店，2008年）
『医療・介護のための死生学入門』（共編，東京大学出版会，2017年）

会田　薫子 （あいた・かおるこ）
東京大学大学院人文社会系研究科死生学・応用倫理センター上廣講座
特任教授
主要著作
『延命医療と臨床現場』（東京大学出版会，2011年）
『医療・介護のための死生学入門』（共編，東京大学出版会，2017年）
『長寿時代の医療・ケア』（筑摩書房，2019年）

田代　志門 （たしろ・しもん）
東北大学大学院文学研究科准教授
主要著作
『研究倫理とは何か』（勁草書房，2011年）
『死にゆく過程を生きる』（世界思想社，2016年）
『みんなの研究倫理入門』（医学書院，2020年）

臨床倫理の考え方と実践
医療・ケアチームのための事例検討法

2022年1月31日　初　版
2023年6月20日　第2刷

[検印廃止]

編　者　清水哲郎・会田薫子・田代志門

発行所　一般財団法人　東京大学出版会

代表者　吉見俊哉
153-0041 東京都目黒区駒場 4-5-29
http://www.utp.or.jp/
電話　03-6407-1069　Fax 03-6407-1991
振替　00160-6-59964

印　刷　所　株式会社理想社
製　本　所　牧製本印刷株式会社

Ⓒ 2022 Tetsuro Shimizu et al.
ISBN 978-4-13-062423-7　Printed in Japan

清水哲郎・会田薫子［編］
医療・介護のための死生学入門　　　　　　　四六判・2600 円

会田薫子
延命医療と臨床現場（オンデマンド版）　　　　A5 判・4800 円

小川節郎・鈴木勉・池田和隆・下山直人・松島英介・笠井慎也
緩和医療　　　　　　　　　　　　　　　　　四六判・2400 円

吉田沙蘭
がん医療における意思決定支援　　　　　　　A5 判・4800 円

株本千鶴
ホスピスで死にゆくということ　　　　　　　A5 判・4800 円

島薗進・竹内整一［編］
死生学 1　死生学とは何か　　　　　　　　　A5 判・2800 円

熊野純彦・下田正弘［編］
死生学 2　死と他界が照らす生　　　　　　　A5 判・2800 円

武川正吾・西平直［編］
死生学 3　ライフサイクルと死　　　　　　　A5 判・2800 円

小佐野重利・木下直之［編］
死生学 4　死と死後をめぐるイメージと文化　A5 判・2800 円

高橋都・一ノ瀬正樹［編］
死生学 5　医と法をめぐる生死の境界　　　　A5 判・2800 円

ここに表示された価格は本体価格です．ご購入の
際には消費税が加算されますのでご了承ください．